Renate Kauderer

Handbuch der heimischen Räucherpflanzen

Räucherduft und Rituale zum Wohlfühlen und Krafttanken

INHALTSVERZEICHNIS

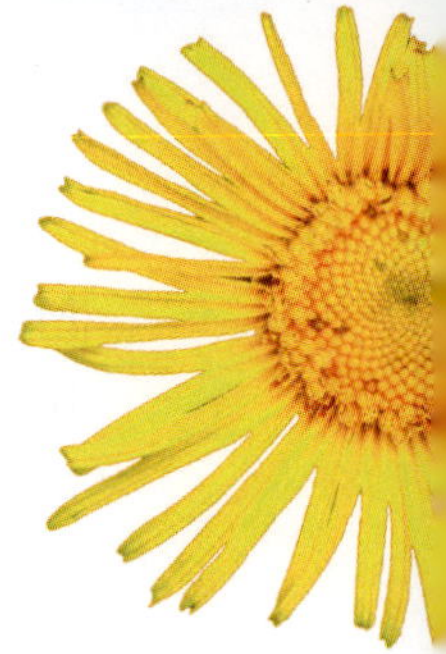

I

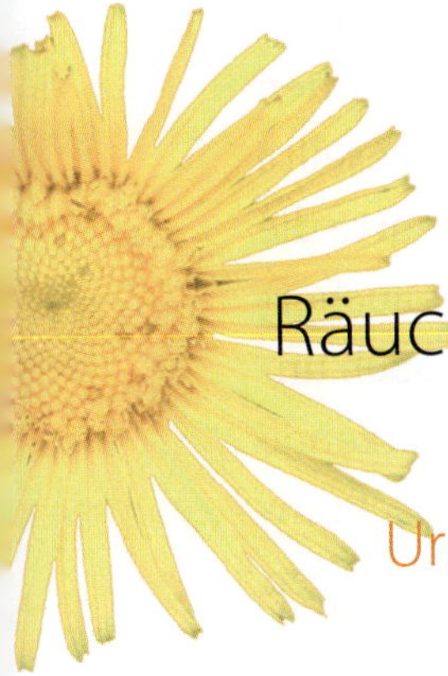

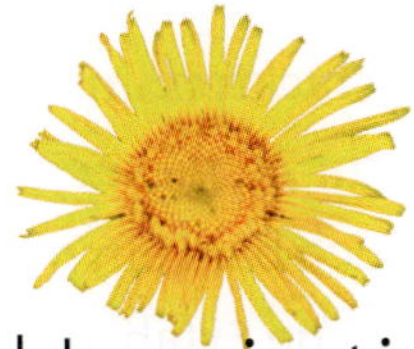

Räuchern: Tradition und Inspiration

Ursprung und Tradition des Räucherns

Am Anfang war das Feuer.

So muss unsere Geschichte beginnen, denn es braucht ein Feuer, um den Zauber des Räucherns zu ermöglichen. Die ältesten Feuerstellen kennen wir aus Fundorten in Afrika. Sie sind etwa 1,5 Millionen Jahre alt. Diese ersten Feuerstellen, die unsere Vorfahren sorgfältig hüteten, entstanden als Geschenk der Götter. Das kosmische Feuer kam in Form von Blitzen aus der Welt der himmlischen, unfassbaren Mächte auf die Erde. Als die Menschen vor rund 400.000 Jahren lernten, mit Steinen Funken zu schlagen und damit gezielt Feuer zu machen, wurde ein neues Kapitel im Werdegang der Menschheit aufgeschlagen. Feuer war ein mächtiger Verbündeter im Kampf ums Überleben. Es versorgte die frühen Menschen mit Wärme, ermöglichte das Kochen der Nahrung und bot Schutz vor wilden Tieren. Die Zusammenkunft um ein Feuer wurde zum Zentrum der Kommunikation. Aus diesen Anfängen in den Nebeln der Zeit weiß unser Unbewusstes heute noch, dass Feuer gleichbedeutend mit Leben ist.

Mit dem aufsteigenden Rauch, der sich aus dem Verglimmen (nicht Verbrennen) der Harze, Hölzer, Wurzeln und Blätter ergab, schickten unsere Vorfahren Gebete und Wünsche zu den Göttern. Zu dieser sakralen Bedeutung des Räucherns gesellte sich auch bald ein medizinischer Aspekt. Irgendwann lehrte die praktische Erfahrung, dass bestimmte Pflanzen, die geräuchert wurden, nicht nur eigene Düfte verströmten, sondern auch unterschiedlichen Zwecken dienten. Von Rheuma schmerzende Gliedmaßen erfuhren im Wacholderrauch Linderung, Fichtenharz milderte Husten. Bestimmte verglimmende Substanzen beflügelten die Stimmung und wieder andere ermöglichten Visionen. Bald entstanden Rituale, die von Medizinfrauen und -männern gepflegt wurden. Um die Feuer in den Höhlen wurden Dufterlebnisse in Verbindung mit medizinischen Erfahrungen praktiziert und im Wissensschatz der Menschen verankert. Gebete und Bitten wurden mit verschiedenartigen Duftkreationen übermittelt. Das Wissen um die Wirkung und den Einsatz der Räucherstoffe bedeutete Ansehen und Macht. Über die Jahrtausende hinweg war Räuchern in allen Hochkulturen ein fester Bestandteil des täglichen Lebens und der religiösen Praktiken. Unsere Vorfahren wussten um die feinstofflichen Kräfte der Pflanzen und um die Unterstützung, die sie aus dem Pflanzenreich erhielten. Es wurde zu allen festlichen Anlässen geräuchert und in jedes der Jahreskreisfeste waren Räucherrituale eingebunden. Haus und Hof wurden mit dem Rauch verglimmender Kräuterbüschel geschützt, die man zu besonderen Tagen achtsam und mit großem Respekt vor dem Pflanzengeist des jeweiligen Krautes sammelte. Die tiefe Verbundenheit mit der Natur machte unsere Ahnen offen für die Begegnung mit der feinstofflichen Wesenheit der Pflanzen. Die Hilfe eben jenes Pflanzengeistes erbat man, wenn es um die Vertreibung von Krankheitsdämonen oder den Schutz vor destruktiven Kräften ging.

Im Zuge der Christianisierung wurden diese „heidnischen" Bräuche in das Kirchenjahr integriert. Während Räucherrituale für religiöse, meditative, reinigende und medizinische Belange in vielen Kulturen bis heute ohne Unterbrechung selbstverständlich ausgeübt werden, war das Räuchern in unserem Kulturraum bis vor wenigen Jahren auf den kirchlichen Gebrauch beschränkt. Bei vielen Menschen löst der Begriff „Räuchern" unmittelbare Erinnerungen an Kirchenweihrauch aus, die oftmals mit einer instinktiven Abwehrhaltung verbunden sind. In einer Atmosphäre von Sünde/Strafe, Leiden/Buße und strengen, liturgischen Abläufen hat der intensive Duft von Kirchenweihrauch bei vielen einen starken Eindruck hinterlassen und negative Gefühle fixiert. Im Brauchtum sind die Räucherrituale rund um die Rauhnächte noch als Schutz für Wohnbereiche und Ställe erhalten. Oft wird Räuchern aber auch nur mit der Haltbarmachung von Fleisch oder Fisch verbunden. Beinahe wäre die archaische Kunst des spirituellen Räucherns verloren gegangen. Während die Verwendung ätherischer Öle in den letzten Jahren steigende Beachtung fand, befindet sich die alte Kunst des Räucherns noch in einer langsamen Wiederentdeckungsphase. Der Wunsch nach Verbundenheit mit der Natur, nach dem Einklang mit dem Rhythmus der uns umgebenden feinstofflichen Welt, bringt uns wieder in die Nähe der Kräfte aus dem Pflanzenreich.

Beim Verräuchern erfahren wir die transformative Kraft des Feuers unmittelbar. Im Feuer wird Altes zerstört, um Raum für Wandlung, für Neues, zu schaffen. Beim Verglimmen des Pflanzenkörpers wird der Duft im aufsteigenden Rauch freigesetzt. In dieser Essenz birgt die Pflanze ihre feinstoffliche Kraft, ihre Wesenheit, die sie uns mitteilt. Über diesen Duft und die Botschaft, die wir erfahren, kann die Pflanze im besten Sinne ausgleichend und regulativ für uns wirken. Beim Räuchern erleben wir die Wesenheit der Pflanze auf besonders starke und eindrucksvolle Weise. Wir erfahren die mystische, archaische Verbindung von Mensch und Pflanze sehr wirkungsstark.

Für uns moderne Menschen ist Zeit etwas, das man nicht einfach hat, sondern etwas, womit der Tag in überschaubare Leistungseinheiten zerschnitten wird. Wenn man sich dabei selber kaum noch spürt, bringt ein Räucherritual heilsame Erlösung. Räuchern braucht Zeit und schafft Raum in der Zeit, befreit sie sozusagen aus ihrem engen, konkreten Rahmen, um uns Spielraum für Entfaltung zu geben. Die Wirkung setzt unmittelbar und wohltuend ein.

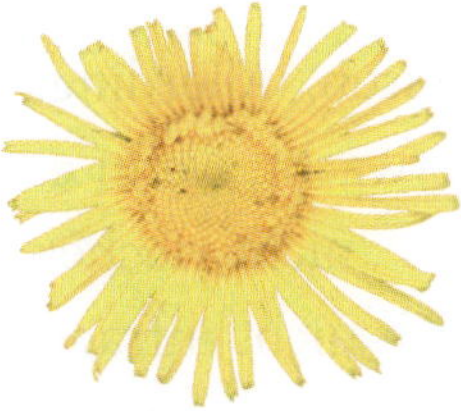
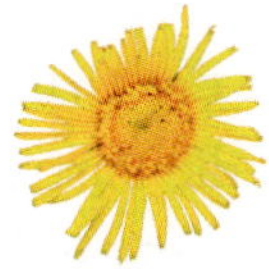
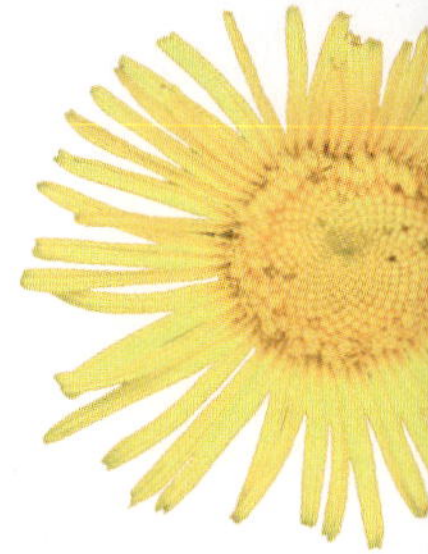

Riechen, der archaische Sinn

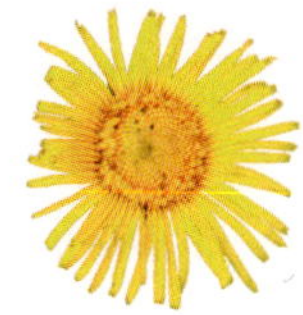

Von all unseren Sinnen verbindet uns der Geruchssinn am stärksten mit den Urformen des Lebens. Diese allerersten Lebensformen existierten in einem Urmeer, in dem undurchdringliche Dunkelheit und Stille herrschten. Einzig über den Geruchssinn war es möglich, sich zu orientieren, Nahrung zu finden, Feinde zu erkennen oder einen möglichen Sexualpartner zu orten. Daher war der Geruchssinn nicht nur der erste unserer Sinne, sondern auch der Beginn des Denkens, denn unser komplexes Gehirn hat sich aus dem Riechhirn entwickelt. Im Laufe der Evolution verließen viele Arten das Meer, um sich auf dem Land in mannigfaltiger Weise weiter zu entwickeln. Die Herausforderungen des neuen Lebensraumes verliehen dem Seh- und Gehörsinn zunehmende Bedeutung, während der Geruchssinn in den Hintergrund trat.

Die Urmenschen hatten überaus feine Nasen, mit deren Hilfe sie Gefahren witterten, Nahrung aufspürten und sich in ihrem Lebensraum zurechtfanden. Wer überleben wollte, musste einen „guten Riecher" haben. Die stete Reizüberflutung, verursacht durch Unmengen von synthetischen Düften, hat uns moderne Menschen vollends abstumpfen lassen. Allerdings lebt der Urmensch immer noch in uns und erwacht, wenn es um die Partnerwahl geht. Wenn wir jemanden „nicht riechen können", so kommt er als Partner für uns auch nicht infrage. Instinktiv wählt unsere Nase denjenigen aus, dessen Immunsystem am stärksten von unserem eigenen abweicht. Auf diese Weise vererben wir unseren Nachkommen eine Vielzahl an genetischen Informationen.

Beim Riechen nehmen wir mit jedem Atemzug unzählige Duftinformationen aus der Umwelt auf. Über die Riechschleimhaut mit ihren rund 10 Millionen Riechzellen und den Riechkolben gelangen diese Informationen in das limbische System und den Hypothalamus, der das vegetative Nervensystem steuert. Das limbische System ist der Sitz von Gefühlen, Instinkten, Trieben, Kreativität, Verdauung und Sexualität. Auch unsere Erinnerungsspeicher liegen in diesem Gehirnteil. Kommt die Duftinformation dort an, so werden damit augenblicklich Gefühle, Instinkte und Erinnerungen ausgelöst, ohne dass der wertende Intellekt die Möglichkeit hat, zu zensurieren. Düfte lösen kraftvolle Bilder aus und katapultieren uns sozusagen durch Raum und Zeit. Der Geruch von Apfelstrudel kann uns blitzschnell in Omas gemütliche Küche versetzen und das Gefühl der Geborgenheit vermitteln. Der Duft von Sommer verbindet uns mit der Zeit der ersten Liebe. Der Geruch von Desinfektionsmitteln lässt uns mit Schaudern an einen Krankenhausaufenthalt denken. Mit Düften steigen Bilder und Emotionen aus dem tiefen Brunnen des Unbewussten auf. Und doch sind Gerüche flüchtig, sie verschwinden rasch, wir nehmen sie nach kurzer Zeit nicht mehr wahr. Sie sind so flüchtig, dass man sie kaum in Worte fassen kann. Dufteindrücke werden meist in vergleichender Weise beschrieben oder dem Geschmackssinn zugeordnet. Etwas riecht süß, nach „faulem Fisch“ oder nach „Sonne und Meer“.

Wie sehr der Geruchssinn uns leitet, merken wir erst, wenn wir ihn – ausgelöst etwa durch eine Krankheit – verlieren. Über unseren Geruchssinn und die olfaktorischen Informationen (Duftinformationen), auf die er unterschwellig pausenlos reagiert, sind wir mit dem gesamten komplexen Kommunikationssystem unserer Umgebung verbunden. Pflanzen schicken Duftbotschaften aus, um sich mit anderen Lebensformen auszutauschen. Mit lockenden Düften werden willige Bestäubungspartner herbeigerufen, andere Duftkompositionen signalisieren den Feinden der Pflanzenschädlinge, dass reiche Beute, zum Beispiel Blattläuse, auf sie wartet. Ein Gutteil des Soziallebens innerhalb von Tierverbänden läuft über den Austausch von Duftbotschaften ab. Über den natürlichen, ständigen Geruchstransit sind wir eingebunden in die Gefühle und die Sprache der Erde mit all ihren Lebensformen. Darüber hinaus erhalten wir über Gerüche Zugang zu den ältesten Schichten unserer Entwicklungsgeschichte, zu unserer Urform, die in den Tiefen des Unbewussten dämmert. Bei synthetischen Düften fehlt der olfaktorische Informationsaustausch, denn hinter diesen Essenzen steht keine Lebensform als „Absender“. Die Überflutung mit diesen künstlichen Duftformen löst den Menschen aus der Verbundenheit mit dem lebendigen Ganzen, isoliert ihn geradezu. Ohne die bunte Vielfalt der Düfte und ihrer Botschaften geht die Lebensfreude verloren und macht der Einsamkeit Platz. Es lohnt sich also, unseren wunderbaren Geruchssinn zu schulen und zu verfeinern, damit uns die faszinierende Zauberwelt der Düfte möglichst weit offen steht.

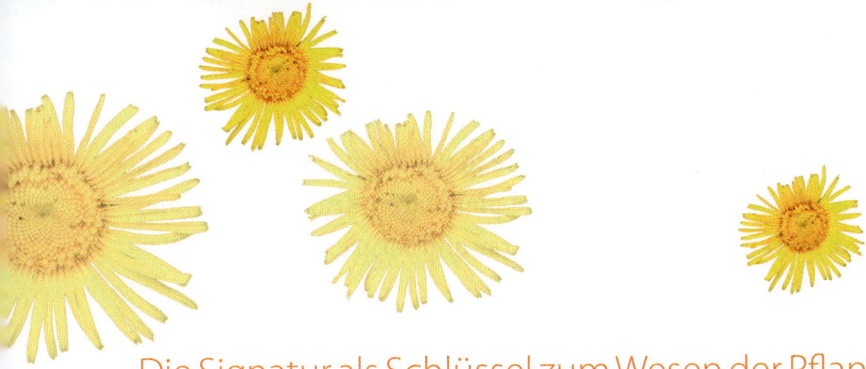

Die Signatur als Schlüssel zum Wesen der Pflanze

Seit der Urzeit bemühen sich Menschen, die den Pflanzen innewohnenden Heilkräfte zu erkennen. Die Signaturenlehre ist ein jahrtausendealter Weg, um das Wesen und die Wirkkräfte von Pflanzen zu enthüllen. Signaturen sind Zeichen der Natur, die sich in der Pflanze als Form, Farbe, Geschmack, Geruch und Wuchsverhalten zeigen. Auch Standortbedingungen und Pflanzennachbarschaft drücken sich als Merkmale in der Pflanze aus. So ist etwa eine Pflanze an einem günstigen Standort hohem Konkurrenzdruck ausgesetzt und muss daher Stoffe ausbilden, die es ihr ermöglichen, in diesem Umfeld zu überleben. Mit solchen Abwehrmechanismen – etwa stark irritierenden Stoffen – sichert die Pflanze ihren Lebensraum. Diese Signatur, also dieses Merkmal, weist sie als Kämpfernatur aus, deren wehrhafte Qualitäten den menschlichen Organismus unterstützen können. Die Signaturenlehre erwartet aus der Ähnlichkeit zwischen Pflanzenform und einem bestimmten Organ Hinweise auf die Heilkräfte der Pflanze in Bezug auf diesen Körperteil. So leitet man etwa aus der Ähnlichkeit der Walnuss mit dem Gehirn die positive Einflussnahme der Nuss auf die Gehirnleistung ab. Andere pflanzliche Erscheinungsformen werden mit dem Wirken der Elemente in der Pflanze in Verbindung gebracht. Auch der Einfluss der planetaren Kräfte von Sonne, Mond, Merkur, Venus, Mars, Jupiter und Saturn drückt dem Wesen der Pflanze ihren Stempel auf.

Alle Heilsysteme der Volksmedizin und auch unsere keltischen, germanischen und slawischen Vorfahren versuchten, mit dieser Methode die innere Idee einer Pflanze zu erkennen, sowie die Elementar- und Planetenkräfte, die in einer Pflanze vorhanden sind, zu nutzen. Die Heilsysteme aller Naturvölker greifen auf Signaturen als medizinische Orientierungshilfe zurück. Die Kräuterkundigen und Ärzte der Renaissance befassten sich gemäß den wissenschaftlichen Strömungen ihrer Zeit besonders mit dem Wirken des Kosmos auf die Pflanze. Paracelsus griff vorhandenes Wissen auf, erweiterte es durch seine Forschungen und brachte es in ein System. Für ihn zeigte sich die Natur als Entsprechung der kosmischen Ordnung und wies daher im pflanzlichen Erscheinungsbild Zuordnungen zu den Elementen und den Planeten mit ihren Eigenschaften auf. Natürlich halten einige Erkenntnisse über die Heilwirkung von Pflanzen, die Naturheilsysteme über die Signaturenlehre gewonnen haben, modernen wissenschaftlichen Forschungsergebnissen nicht stand. Für Naturkundige erweist sich die Erfassung des Pflanzenwesens über seine Signatur trotzdem als einfühlsamer Weg der Wahrnehmung, der dem Verständnis für die Wirkkräfte der Pflanze den Weg ebnet.

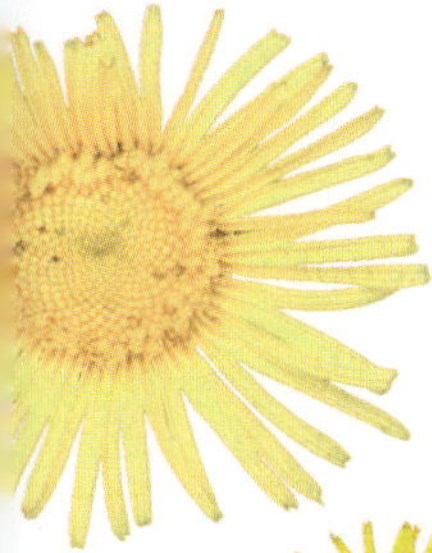

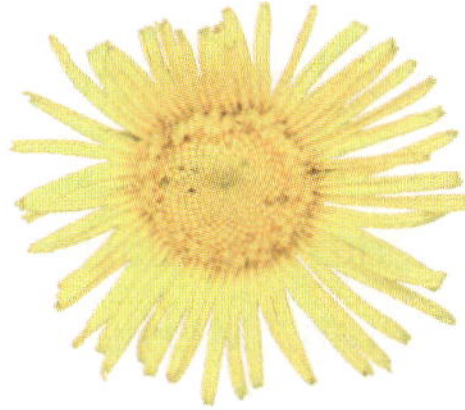

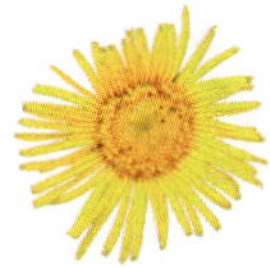

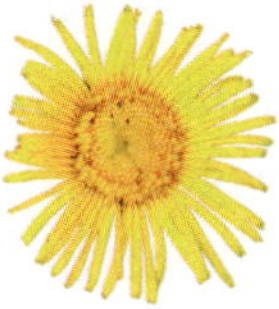

Die Planetenkräfte

Nach Auffassung der alten Kräuterkundigen prägt das archetypische Prinzip der Planeten, die vordem als Wandelsterne bekannt waren, jedes Pflanzenwesen. Die Aufgabe des „Pflanzenweisen“ ist es, zu erkennen, welche Planetenkraft in der Pflanze vorherrscht. Nachdem das Einfühlen in eine Pflanze ein sensibler Prozess ist, gibt es bei diesem Zuordnungssystem manchmal voneinander abweichende Interpretationen.

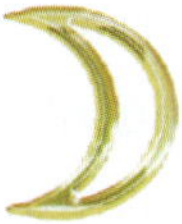

Mondeinfluss zeigt sich in einer Pflanze an den weichen, saftigen, schleimigen Pflanzenteilen, hellen Blüten und schwülen Düften. Diese Pflanzen bevorzugen meist wassernahe Standorte. Pflanzen mit Mondaspekten haben kühlenden Einfluss auf überhitzte Prozesse. Sie fördern Gelassenheit, Intuition, Träume und Kreativität. Im menschlichen Körper unterliegen Gehirn, Keimdrüsen, Lymphe und Haut dem Einfluss des Mondes.

☿

Das luftige, bewegliche Prinzip Merkurs erkennt man an kletternden, windenden, flexiblen Pflanzen, gefiederten Blättern und blauen oder violetten Blüten. Merkurpflanzen unterstützen die geistige Beweglichkeit und die kommunikativen Fähigkeiten. Diesem Planeten unterliegen das Stoffwechselsystem, die Atmungsorgane und die Schleimhäute.

♀

Venuskräfte offenbaren sich in weichen, herzförmigen Blättern, angenehmen Düften und ansprechenden Grüntönen. Venuspflanzen sind aphrodisierend und unterstützen Liebe und Harmonie. Diesem Stern sind die Niere, die Blase, die Venen und das Hormonsystem zugeordnet.

☉

Den Einfluss der Sonne zeigen Blütenfarben von Gelb bis Orange und warme Düfte. Diese Pflanzen fördern Erkenntnisprozesse und stärken das Selbstbewusstsein. Dem Wirken der Sonnenkraft unterliegen das Herz, die Augen, der Kreislauf und das Immunsystem.

♂

Der kriegerische Mars zeigt sich in Dornen, Stacheln und roten Farben. Marspflanzen sind oft scharf und feurig im Geschmack oder verursachen ein Brennen auf der Haut, wenn man sie berührt. Marspflanzen schützen vor destruktiven Energien, schüren die Begeisterung und stärken die Willenskraft. Die Organe Galle, Blut, Muskeln, Arterien, Bauchspeicheldrüse und Kehlkopf unterstehen dem Mars.

♃

Jupiterpflanzen erkennt man an ihrer majestätischen Gestalt. Die goldgelben oder purpurnen Farben und ihre meist essbaren Früchte sind ein weiteres Merkmal. Jupiterpflanzen unterstützen Themen wie Ernte, Glück, Erfolg und Ruhe. Die Kräfte des Planeten wirken in der Leber, den Gelenken und im Bindegewebe.

♄

Saturn manifestiert sein Prinzip in Pflanzen, die sehr alt werden und ein düsteres Erscheinungsbild haben. Sie wachsen gern auf schattigen Plätzen oder auf Störfeldern. Viele Giftpflanzen und Mysterienpflanzen tragen Saturnsignatur. Saturnisch geprägte Pflanzen unterstützen die Auseinandersetzung mit Sinnfragen nach Leben und Tod. Auch die Suche nach Visionen wie auch Erkenntnisprozesse und Einweihungsrituale werden durch solche Pflanzen begünstigt. Saturn ist der Herr über den letzten Lebensabschnitt. Er wirkt in der Milz, in den Sinnen und den Knochen.

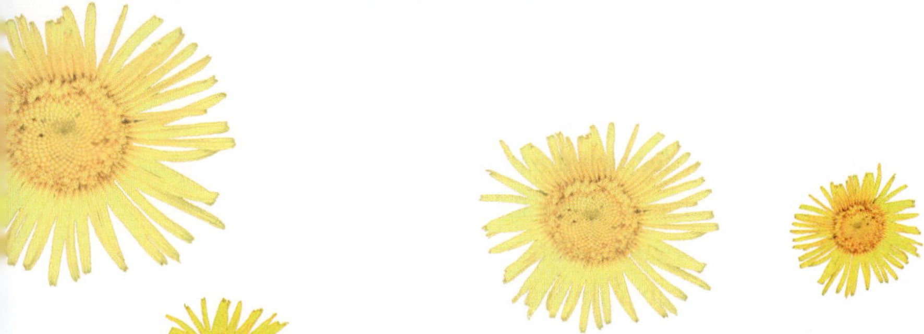

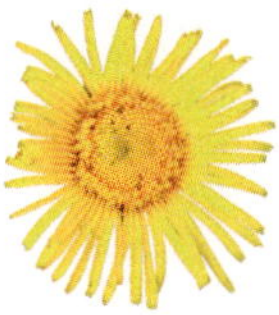

Duft, die Sprache der Pflanze

Der Duft jeder Pflanze ist eine geheimnisvolle, wunderbare Komposition, die sie als Antwort auf ihre Umweltbedingungen kreiert hat. Jede Pflanze ist einzigartig und unterscheidet sich auch innerhalb ihrer Familie durch Duftabweichungen von ihren Verwandten. Ein Lavendel in Tallage duftet anders als sein „Cousin" auf 600 Meter Berglage. Die Ursache dafür ist die Anpassung der Pflanze an die existenziellen Bedingungen, die sie an ihrem Standort vorfindet. Pflanzen in Tieflagen müssen sich stark gegen die Konkurrenz der übrigen Vegetation behaupten und bilden daher ätherische Öle aus, die als Abwehrmechanismen fungieren und die Verteidigung ihres Lebensraumes gewährleisten. Pflanzen in höheren Lagen versuchen wiederum, Bestäubungspartner anzulocken, und produzieren daher blumige, liebliche Duftstoffe. Andere sehen sich vor die Aufgabe gestellt, Substanzen zu produzieren, die Schädlinge abwehren. Auch das Klima und die Bodenbeschaffenheit spielen für die Ausbildung eines bestimmten Dufttypus eine entscheidende Rolle.

Die Herausforderung, der sich die Pflanze stellt, ist die Behauptung ihres Lebensraumes und die Erhaltung ihrer Art. Hier finden wir einen Spiegel zum Existenzkampf des Menschen. Die Pflanze kommuniziert über ihren Duft mit ihrer Umwelt.
Der Duft ist ihre Sprache.

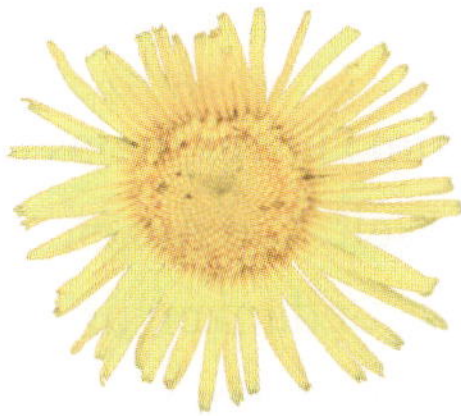

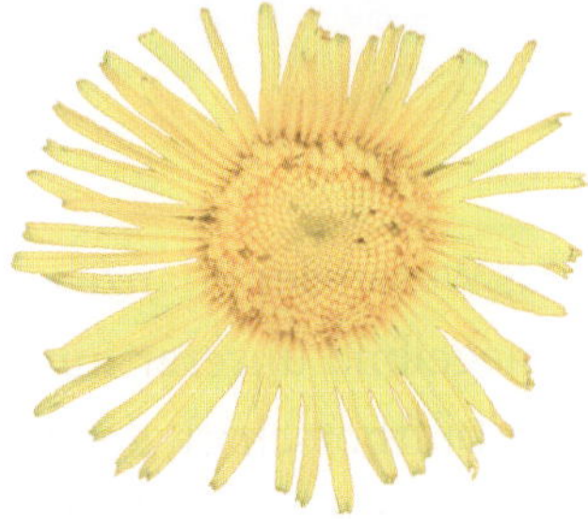

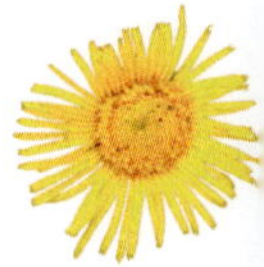

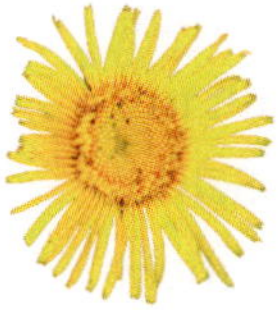

Duft als Brücke zum Unbewussten

Wenn wir einen Duft riechen, wird die darin enthaltene Information direkt in das limbische System, das Zentrum unserer Gefühle, geleitet. Am zensierenden, wertenden Verstand vorbeigeschleust, erschließen uns Düfte die geheimsten, verborgensten Winkel unserer Seele, in die wir so gerne schwierige, unliebsame Themen verbannen. Die unmittelbare Resonanz auf einen Duft äußert sich in kraftvollen Bildern, spontanen Gefühlen und erstaunlich klaren, komplexen Erinnerungen. Weit zurückliegende Geschehnisse erstehen augenblicklich sehr detailgetreu vor unserem inneren Auge und rufen uns die damalige Situation sowie die damit verbundenen Gefühle in das Bewusstsein zurück. Über unsere Resonanz auf einen Duft erhalten wir wertvolle Hinweise hinsichtlich der eigenen Persönlichkeit und der Blockaden auf unserem Weg, die wir nicht immer bewusst wahrnehmen. Spontane Ablehnung oder Freude sind unmittelbare, authentische Reaktionen auf einen Duft und damit auf das Wesen der Pflanze, die hinter dem Duft steht sowie die Themen, die sie an uns heranträgt. Wir öffnen uns sozusagen jenseits des Intellekts, um die Botschaft der Pflanze geradewegs in uns aufzunehmen.

Das Wesen der Pflanze wird zum Führer in das Unbewusste, zum Spiegelbild unserer inneren Welt. Die Auseinandersetzung mit der Duftbotschaft, den Bildern, Gedanken und Gefühlen, die aus dem weiten Raum des Unbewussten emporsteigen, enthüllt uns viel über unsere Verhaltensmuster, Glaubenssätze und Schattenaspekte, die uns einengen und behindern. Dies ermöglicht es uns, unsere verborgene Weisheit wahrzunehmen und über die regulative Kraft der Pflanze unsere Selbstheilungskräfte zu aktivieren. Dieser Weg der Selbsterfahrung basiert auf der subtilen Beziehung zwischen dem Wesen der Pflanze und dem Wesen des Menschen. Manche Düfte werden Sie spontan ablehnen, doch gerade diese heftige Reaktion kann ein entscheidender Impuls für die Entfaltung der eigenen Persönlichkeit sein. Sofern Sie sich auf diesen Duft einlassen, wird er Sie direkt zum wunden Punkt der in Ihnen gärenden Themen führen und einen Bewusstwerdungsprozess einleiten, der für die Weiterentwicklung einer vielschichtigen Persönlichkeit notwendig ist. Düfte regen an und gleichen aus, was sich nicht in Balance befindet. Der spirituelle Aspekt des Räucherns ermöglicht es, mit der wesenhaften Pflanzenwelt als Heilungsimpuls zu arbeiten. Dieser Prozess beginnt beim Räuchern, beim Verweilen und beim Besinnen. Die Loslösung aus dem Alltagsgeschehen öffnet das Bewusstsein für die Eindrücke der Sinneswahrnehmung. Das Verglimmen der Kräuter verändert die Stimmung und den Blickwinkel, damit Sie die Brücke zu Ihrem Unbewussten mit der nötigen Aufmerksamkeit überqueren können.

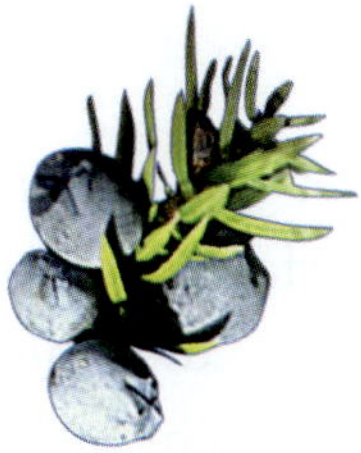
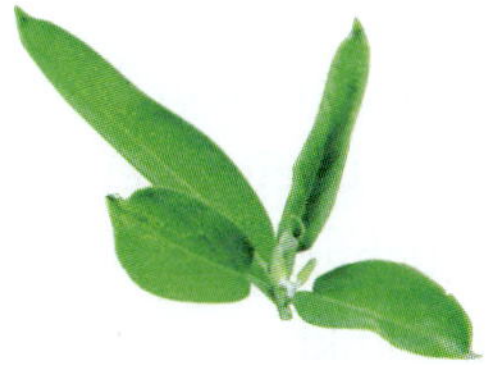
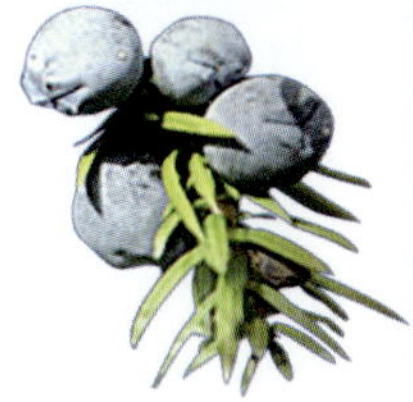

II

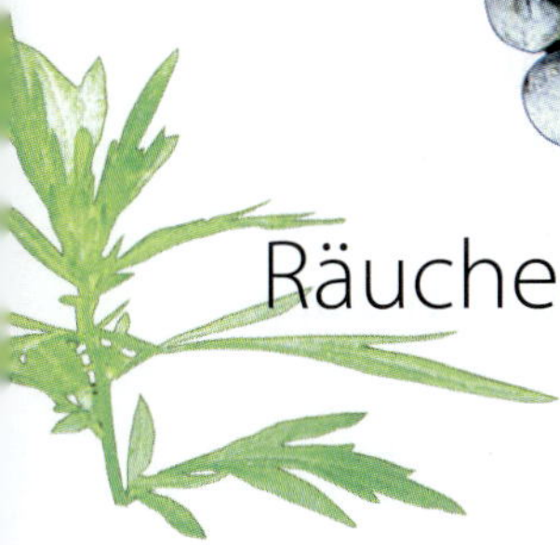

Räucherpraxis im modernen Alltag

Handhabung und Utensilien

Es gibt verschiedene Möglichkeiten, um die Kräuter, die Sie gesammelt und getrocknet haben, zu verglimmen. Die vermutlich bekannteste Methode ist das Räuchern mit Räucherkohle.

Räuchern mit Räucherkohle

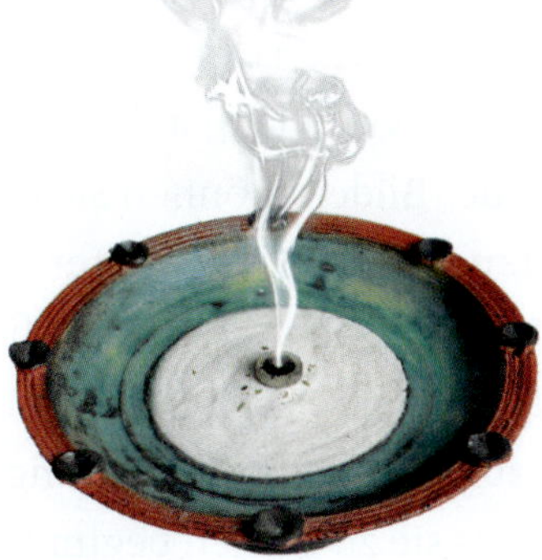

Dazu brauchen Sie:

- ein Räuchergefäß aus Ton, das die Hitze nach unten abschirmt und genügend Luftzufuhr für das Verglühen der Kohle gewährleistet.

- Sand, mit dem das Räuchergefäß zu etwa zwei Drittel befüllt wird. Geeigneter Sand ist im Räucherfachhandel erhältlich.
- Räucherkohle aus dem Fachhandel, die mit Salpeter getränkt ist, damit sich die Kohle rasch entzündet. Die Kohletabletten haben einen Durchmesser von drei bis vier Zentimeter und weisen in der Mitte eine Vertiefung auf, in die das Räuchermaterial gestreut wird.
- eine Metallzange, um die Kohle beim Entzünden halten zu können.
- eine Kerze, um die Kohle anzuzünden.
- eine Feder, um den duftenden Rauch besser zu verteilen.
- Räuchermaterial in Form von getrockneten Kräutern, Blüten, Rinden, Harzen und Hölzern.

So wird geräuchert:
Überlegen Sie vor Beginn des Räucherrituals, welche Absicht Sie damit verfolgen, und wählen Sie die Kräuter danach aus. Im Abschnitt „Pflanzenporträts“ finden Sie die Wirkung jeder Pflanzenpersönlichkeit erläutert. Nehmen Sie sich Zeit und suchen Sie sich einen ruhigen Platz, an dem Sie ungestört sind. Mit Kerzen, Musik oder Bildern können Sie noch zusätzlich eine Atmosphäre schaffen, die Ihr Ritual unterstützt und Sie offen für Ihre innere Stimme macht. Zunächst füllen Sie das Räuchergefäß zu annähernd zwei Drittel voll mit Sand. Nun nehmen Sie die Kohletablette mit der Metallzange und halten sie in die Kerzenflamme, bis sie zu glühen beginnt. Legen Sie nun die Kohle auf das Sandbett im Räuchergefäß. Es dauert eine Weile, bis sie vollständig durchgeglüht ist. Sie können den Vorgang beschleunigen, indem Sie auf die Kohle pusten. Während die

Kohle durchglüht, können Sie die vorbereiteten Kräuter mischen und gemeinsam mit den Harzen im Mörser zerkleinern, damit die Mischung gleichmäßig verräuchert. Sobald die Kohle weißlich aussieht, legen Sie eine kleine Menge des vorbereiteten Räucherwerks in die Vertiefung der Kohle. Der Rauch wird sofort in feinen Spiralen nach oben steigen und seinen wunderbaren Duft verbreiten. Die Pflanzen werden Sie je nach ihrer Wesenheit in Ihrem Ritual unterstützen und über ihren Duft mit Ihnen in Resonanz gehen. Da manche Pflanzen zu stärkerer Rauchentwicklung neigen, sollten Sie schon während des Rituals das Fenster öffnen. Auf jeden Fall muss nach der Räucherung gründlich gelüftet werden.

Als Alternative zur archaischen Methode der Verräucherung auf Räucherkohle gibt es die praktische und saubere Räucherung auf dem Edelstahlsieb.

Räucherung auf dem Edelstahlsieb

Hierzu benötigen Sie ein Räucherstövchen (Räuchergefäß) aus feuerfestem Ton mit einem feinmaschigen Edelstahlsieb als Auflage und einem Teelicht. Der Fachhandel führt eine wachsende Anzahl sehr hübscher Varianten solcher Stövchen, die perfekt für diese Art der Räucherung konzipiert sind.

Mit Hilfe von Sand, auf dem das Teelicht steht, verhindern Sie nicht nur das Rutschen des Teelichts, sondern Sie können auch den Abstand der Kerzenflamme zum Sieb variieren.

Zu Beginn des Räuchervorganges legen Sie das Räuchergut in die Mitte des Edelstahlsiebes. Sobald der Duft wahrnehmbar ist, schieben Sie die Mischung an den Rand, um ein zu rasches Verglimmen zu vermeiden. Bei der Verräucherung von Harzen empfiehlt es sich, ein Stück Alufolie unter das Harz zu legen, um ein Verkleben des Siebes zu verhindern. Bei dieser Art der Verräucherung ist der Duft ohne große Rauchentwicklung sehr intensiv erfahrbar und dementsprechend ist die Begegnung mit der Pflanzenpersönlichkeit sehr kraftvoll. Zudem erfolgt das Verglimmen des Räucherwerks sehr sauber und eignet sich damit gleichermaßen gut für die Durchführung zu Hause sowie in Büro- und Praxisräumlichkeiten. Mit dieser Methode kann man im Zuge eines Räucherrituals auch Pflanzen nacheinander verräuchern und die Pflanzen somit zuerst einzeln und danach in der Mischung aller Pflanzenstoffe erspüren. Überdies entfällt das Warten auf das Durchglühen der Kohle.

Die Reinigung des rostfreien Edelstahlsiebes ist problemlos. Entfernen Sie die erkalteten Reste des Räucherwerks, indem Sie auf die Unterseite des Siebes drücken. Danach wird das Sieb mit einer Metallbürste abgebürstet. Harzrückstände werden direkt über einer Kerzenflamme abgebrannt. Dazu nehmen Sie das Sieb mit einer Zange und halten es über die Kerzenflamme. Dabei kann es vorkommen, dass die Harzreste entflammt werden. Deshalb ist es notwendig, das Sieb immer mit einer Zange zu halten. Auch ein gelegentliches Bad in Seifenlauge verhilft Ihrem Sieb zu einem blitzblanken Aussehen. Als Alternative zur Seifenlauge bietet sich eine Reinigung im Geschirrspüler an.

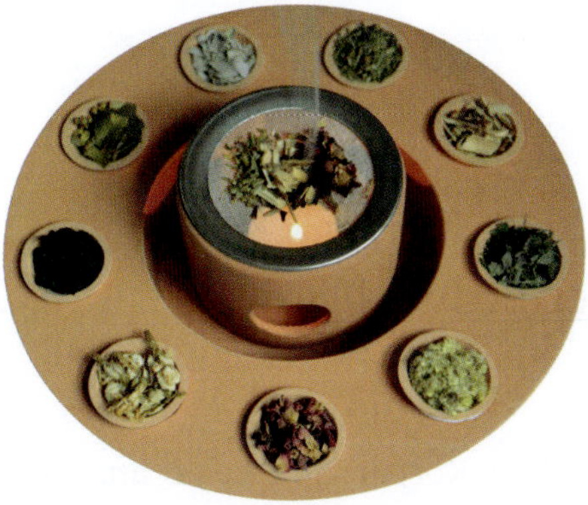

Tipps

- Wenn Sie mit Räucherkohle räuchern und das Verglimmen des Pflanzenmaterials etwas langsamer gestalten möchten, streuen Sie ein wenig Sand über die glühende Kohle.
- Zarte Kräuter verglimmen besonders schonend, wenn Sie sie am Rand des Siebes platzieren oder ein Stövchen (Gefäß) mit Lavasteinen verwenden.
- Wenn Sie Harze räuchern, verhindern Sie das Verkleben des Siebes, indem Sie entweder eine Alufolie unter das Harz legen oder das Harz mit Holz mischen. Damit verhindern Sie auch, dass flüssiges Harz in die Kerzenflamme tropft.

Räucherduft für Körper und Seele

Gerüche sprechen Körper und Seele an. Sie steigern unser Wohlbefinden und wecken die Lebensgeister. Sie schenken Ruhe und Geborgenheit, stimulieren die erotische Anziehungskraft und führen uns durch ein breites Spektrum an Gefühlen. Lern- und Erkenntnisprozesse werden ebenso gefördert wie der Kontakt zur feinstofflichen Welt. Über die Verfeinerung der Wahrnehmungsfähigkeit öffnen Sie das Bewusstsein für die vielen Schichten unseres Seins.

Unsere Vorfahren haben ein mannigfaltiges Wissen über die Kunst des Räucherns hinterlassen, das von einer Generation zur nächsten weitergegeben wurde. Es bieten sich uns viele Möglichkeiten, dieses alte Wissen zeitgemäß im Alltag zu verwenden. Aufgrund der intensiven Forschung im Bereich der ätherischen Öle wissen wir heute um vieles mehr über die Wirkung von Düften auf der körperlichen und psychischen Ebene. Diese neuen Forschungsergebnisse, verbunden mit dem reichhaltigen Wissen unserer Vorfahren, bieten uns ein weites, spannendes Spektrum an Anwendungen. Die Anregungen auf den folgenden Seiten sind auch für im Räuchern Unerfahrene leicht durchzuführen.

Störfelder im Wohnbereich neutralisieren

Wohlfühlenergie statt „dicke Luft"

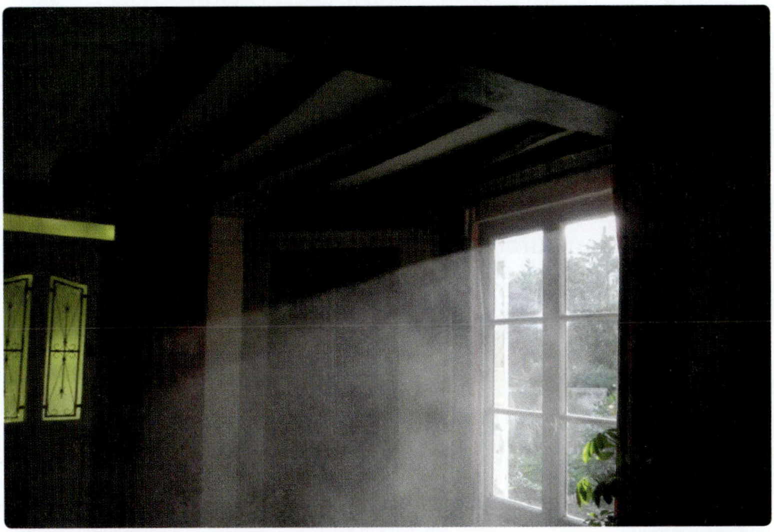

Die atmosphärische Raumklärung zählt zu den ältesten bekannten Räucherpraktiken. Bestimmt haben Sie schon einmal beim Betreten mancher Räume oder Häuser das Gefühl gehabt, dass dort „dicke Luft" herrscht. Etwas Beklemmendes, Bedrückendes geht von solchen Räumen aus. Die dichte, dumpfe Atmosphäre bewirkt ein unbehagliches

Gefühl. Desgleichen kann ein Wohnungswechsel eine Herausforderung sein, wenn die Energie der Vorgänger noch stark spürbar ist. Jeder Mensch hinterlässt durch seine Gedanken, Gefühle und Handlungen ein bestimmtes Schwingungsmuster, das man als seinen energetischen Fingerabdruck bezeichnen könnte. Besonders dort, wo viele Menschen zusammentreffen, sind diese energetischen Muster in verdichteter, oft unangenehmer Form wahrnehmbar. Deshalb wird seit Jahrtausenden in Tempeln und Kirchen geräuchert, um die Energie an diesen Orten wieder leichter und klarer zu machen. Der zweite Grund für die Räucherung ist die Desinfektion von Räumen, in denen sich viele Menschen aufhalten. Mit der Verräucherung von Weihrauch werden zu einem die Schwingungen höher und klarer und zum anderen die Tempel und Kirchen desinfiziert. Alte Häuser, Möbel und Schmuckstücke sind von den Energien der Vorbesitzer belastet, die man durch eine Reinigungsräucherung neutralisieren kann. Räume, die mit starken Emotionen „geflutet“ werden, wie Schulen (Prüfungsangst), Arztpraxen, Besprechungs- und Verhandlungsräume, bekommen durch eine atmosphärische Raumklärung ein spürbar angenehmeres Klima.

Wenn Sie nun den Wunsch haben, Ihr Umfeld von unerwünschten Energien zu reinigen, um eine neutrale Atmosphäre zu schaffen, so benötigen Sie dazu:

- eine Räucherschale mit Sand
- Räucherkohle
- eine Feder zum Verteilen des Rauches
- Räucherwerk wie Salbei, Wacholder oder Weihrauch.

Eine Anzahl an geeigneten Räucherpflanzen finden Sie am Ende dieses Kapitels angeführt. Bei atmosphärischen Raumklärungen wird üblicherweise mit Räucherkohle geräuchert, da der Rauch die schwere Energie bindet und transformiert. Im beruflichen Umfeld werden Sie jedoch nicht immer die Möglichkeit haben, mit starkem Rauch ans Werk zu gehen. Auch eine dezente Verglimmung von Salbeiblättern am Rande des Siebes macht die Atmosphäre in Büros und Praxen schon erheblich angenehmer.

Nachdem Sie die Räucherpflanzen gewählt haben, entzünden Sie die Räucherkohle. Ist die Kohle durchgeglüht, legen Sie das Räucherwerk darauf und beginnen mit dem Räuchern in der Küche. Gehen Sie durch den Raum und verteilen Sie den Rauch mit der Feder gut in alle Ecken und Nischen. Der Beginn des Räucherrituals in der Küche hat symbolischen Charakter. Die Feuerstelle war seit Urbeginn des menschlichen Zusammenlebens das Herzstück des Hauses. In diesem Zentrum gab es Nahrung für den Körper, Kommunikation und die Geborgenheit der Gemeinschaft für die Seele. Es war wichtig, das räumliche Herz der Gemeinschaft mit klarer Energie zu erfüllen und die Pflanzengeister dazu um ihre Hilfe zu bitten. Nach der Küche wenden Sie sich dem Keller zu und räuchern dort. Ich persönlich gehe nicht immer nach dieser allgemeinen Regel vor, denn manchmal „rufen“ höher gelegene Räume und wollen zuerst wahrgenommen und geklärt werden. Wenn Sie vom Keller bis in die oben gelegenen Räume geräuchert haben, gehen Sie bitte auch außen um das Haus herum und verteilen dort den duftenden Rauch. Achten Sie während des gesamten Vorgangs darauf, dass Sie eine kräftige Rauchentwicklung haben, und halten Sie daher genügend Räucherwerk und eventuell auch weitere Kohletabletten bereit. Lüften Sie nach dem Räuchern gut, denn was an Energie aufgescheucht wurde, soll ja auch aus dem Haus entweichen können.

Ist das Haus nun atmosphärisch auf eine neutrale Basis gestellt, so möchte ich Ihnen aufgrund meiner eigenen Praxis ans Herz legen, es nun mit „Wohlfühlenergie" zu füllen. Dazu sollte sich jede Person, die zum Haushalt gehört, schon im Vorfeld überlegen, welche Stimmung sie gedanklich in das Haus einladen möchte. Anschließend werden die Räucherpflanzen ausgewählt. Der Duft wird zum Träger einer bestimmten Energie. So werden zum Beispiel verräucherte Rosenblätter das Haus mit Liebe und Güte erfüllen, Lavendel bringt den Aspekt von geistiger Klarheit mit sich, Rosmarin verbessert die Konzentration im Zimmer eines Schülers und so weiter. Ihre Absicht, zusammen mit der Energie der Pflanzen, erfüllt das Haus mit einer auserlesenen Atmosphäre.

Diese Räucherpflanzen eigen sich zur atmosphärischen Reinigung: Angelika, Beifuß, Eisenkraut, Fichtenharz, Gundelrebe, Heiligenkraut, Johanniskraut, Königskerze, Lavendel, Meisterwurz, Raute, Salbei, Wacholder, Weihrauch und Ysop.

Krankenzimmer klären und desinfizieren

Die Reinigung eines Krankenzimmers mithilfe von Räucherpflanzen knüpft an eine lange Tradition an. Weihrauch ist als desinfizierende, antiseptische Räuchersubstanz schon seit vielen Jahrhunderten bei uns bekannt. Keltische Krieger im Heer Alexanders des Großen erhielten ihren Sold in Form von Weihrauch und brachten das kostbare Harz nach Europa. Im Zuge der Christianisierung wurde Weihrauch ein unverzichtbarer Bestandteil der heimischen Räucherkultur.

Zu Zeiten der Pest räucherte man die Zimmer der Kranken mit Wacholderholz und desinfizierte mit dem Rauch Kleider, Möbel, Räume und Menschen. Mit dem Duft bestimmter Harze und Kräuter hat auch der moderne Haushalt die Möglichkeit, die Luft in Krankenzimmern frischer zu machen. In Erkältungszeiten hat sich die Verwendung von desinfizierendem Räucherwerk auch als vorbeugende Maßnahme bewährt.

Mit diesen Räucherpflanzen können Sie die Atmosphäre in Krankenzimmern klären: Alant, Angelika, Apfelminze, Beifuß, Fichtenharz, Kalmus, Kiefernharz, Lavendel, Rosmarin, Salbei, Wacholder, Weihrauch und Ysop.

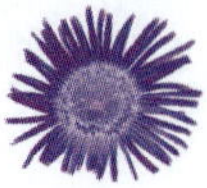

Die Aura reinigen

Durch den Kontakt mit anderen Menschen nimmt auch unsere Aura, das Energiefeld rund um unseren Körper, Fremdenergie auf, die man als unangenehm empfindet. Desgleichen sammelt sich in kräfteraubenden, emotionsgeladenen Lebensphasen ein hohes Maß an negativer Energie an, die man verabschieden möchte. Wenn Sie Ihr Energiefeld klären möchten, führen Sie den reinigenden Rauch mit einer Feder an Ihrem Körper entlang, hinauf, hinab und über Ihren Kopf hinweg.

Genießen Sie den Duft und stellen Sie sich vor, wie der Rauch alles Belastende und Dumpfe mit sich nimmt. Das empfiehlt sich auch nach einem anstrengenden Arbeitstag, den Sie von sich „abstreifen“ möchten. Kinder schätzen dieses wohltuende Ritual, wenn sie nach einem anstrengenden Schultag nach Hause kommen. So erfrischt lässt sich der Nachmittag mit Hausaufgaben besser in Angriff nehmen.

Räucherpflanzen zur Klärung der Aura sind: Alant, Angelika, Johanniskraut, Königskerze, Salbei und Wacholder.

Schnelle Hilfe im Alltag

Essensgerüche neutralisieren

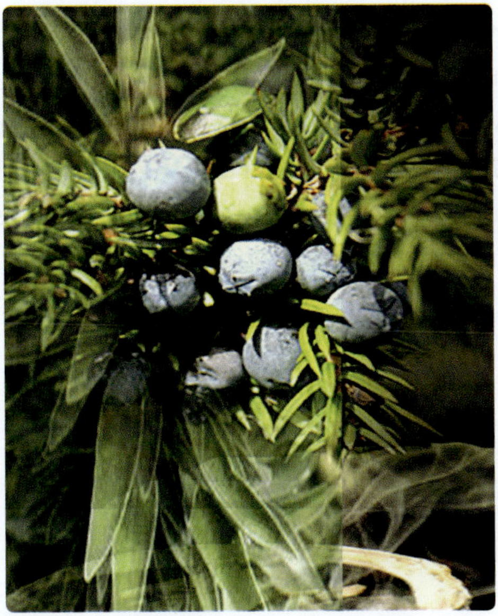

Gerüche von stark duftenden Speisen lassen sich mithilfe von Salbei, Wacholder und Fichtenharz rasch neutralisieren. Nach dem Durchlüften der Räume legen Sie das Räucherwerk auf das Sieb Ihres Stövchens und verteilen den duftenden Rauch im Raum, sobald Kräuter und

Harze zu verglimmen beginnen. Danach können Sie das Stövchen noch eine Zeit lang an einer zentralen Stelle stehen lassen. Binnen kurzer Zeit werden Sie Kräuterduft anstelle von Essensgeruch im Raum haben.

Plagegeister aus dem Insektenreich vertreiben

Kaum ist der ersehnte Sommer da, werden wir mit Quälgeistern wie Motten und Gelsen konfrontiert. Diese lästigen Zeitgenossen im Haus lassen sich mithilfe von Lebensbaum, Lavendel, Rainfarn, Wacholder, Waldmeister und Eberraute vertreiben. Um das Grillvergnügen im Garten ungestört genießen zu können, lassen Sie diese Kräuter auf Ihrem Räucherstövchen verglimmen und fügen eventuell noch Kampfer und Nelken dazu.

Energie aufbauen

Überarbeitung und geistige Erschöpfung

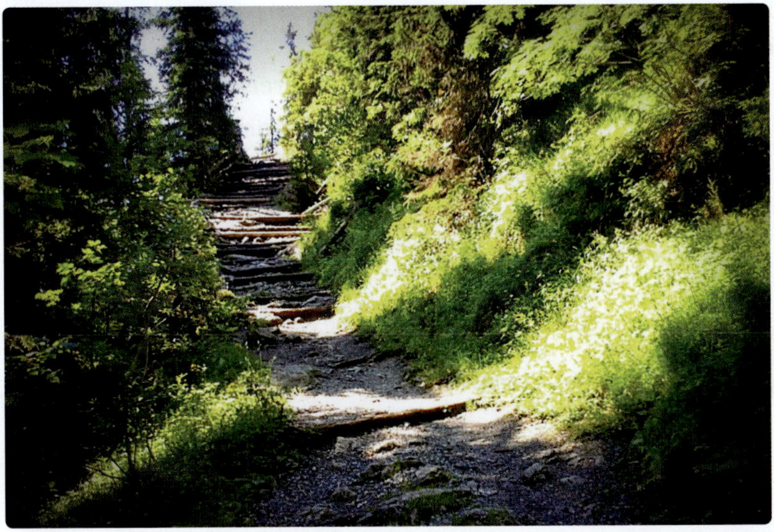

In vielen östlichen Kulturen sind aktivierende Morgenräucherungen ein fester Bestandteil der Räuchertradition. Unser Alltag lässt uns vermutlich für diesen morgendlichen Energieschub kaum Zeit. In Phasen der Übermüdung, wenn wir uns erschöpft und ausgelaugt fühlen, ist eine „Energieräucherung“ aber ein wahrer Segen. Revitalisierende Räucherpflanzen helfen durch die hektische Vorweihnachtszeit oder anstrengende Berufsphasen und stärken nach kräftezehrenden Krankheiten. Sie regen den Energiefluss an und erfrischen den Geist. Mithilfe dieser Kräuter fühlen Sie sich bald wieder fit und energiegeladen. Manche dieser Räucherdüfte wecken die Erinnerung an Sommertage und das sommerliche Lebensgefühl. Das hilft Ihnen zusätzlich dabei, Ihren Alltag schwungvoll in Angriff zu nehmen.

Anregende Räucherpflanzen sind:
Alant, Apfelminze, Eberraute, Ehrenpreis, Eisenkraut, Fichtenharz, Immergrün, Kalmus, Kiefernharz, Lavendel, Raute, Rosmarin, Salbei, Sonnenhut, Wacholder, Weidenrinde und Wermut.

Konzentrieren und fokussieren

Eine permanente Reizüberflutung und die mediale „Dauerberieselung“ machen es vielen Menschen schwer, Aufgaben konzentriert und zügig zu erledigen. Mitunter wird es zum Kraftakt, die mannigfaltigen Informationen zu verarbeiten und daneben auch noch geistig kreative Arbeit zu leisten. Ruhelos schwirren die Gedanken in alle Richtungen, statt im Jetzt einer Aufgabe gewidmet zu sein. Als Folge dieser geistigen Überlastung stellen sich Konzentrationsmängel, Stress, Schlafstörungen und

Unruhe ein. Dieser Kontrolle durch die Außenwelt kann man einen Moment des Innehaltens entgegensetzen. Duftende Kräuter und inspirierende Stille erlauben es dem erschöpften Geist, zur Ruhe zu kommen und das Wesentliche zu erfassen. Die verglimmenden Kräuter und Harze setzen Duftimpulse frei, die den Geist gleichermaßen erfrischen und wach werden lassen. Sie stärken die Konzentrationsfähigkeit und ermöglichen es Ihnen, Ihre Gedanken zu fokussieren und zielgerichtet bei einer Aufgabe zu bleiben. Mit einem Räucherritual gehen Sie für einige Zeit auf Abstand zu Ihrem fordernden Alltagsleben und öffnen sich für Ihren Energiefluss.

Folgende Räucherpflanzen unterstützen die Konzentration: Apfelminze, Eberraute, Eisenkraut, Kalmus, Lavendel, Rosmarin, Thuje und Ysop.

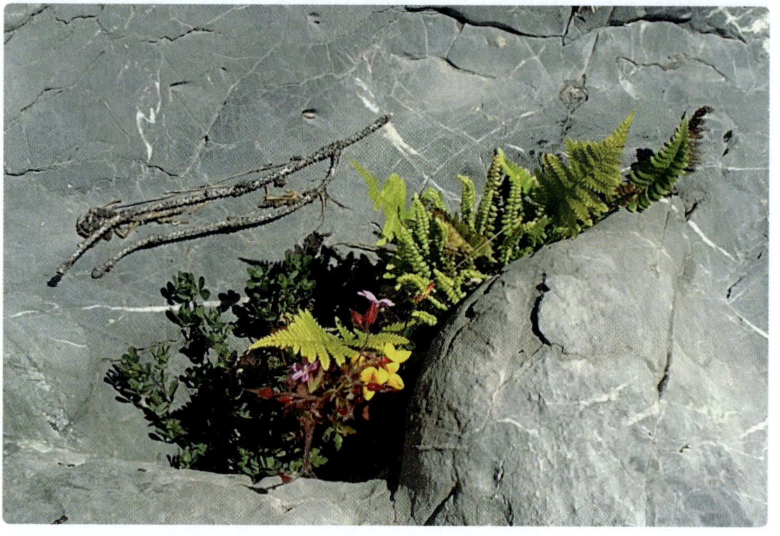

Bereits der berühmte Arzt Paracelsus war vom Einfluss des Geistes auf die körperliche Verfassung überzeugt. Wissenschaftliche Forschungen bestätigen seine Annahme, dass die geistige Haltung Auswirkungen auf die Gesundheit hat. Menschen, die dem Leben mit Optimismus und Lebensfreude begegnen, lösen ihre Lebensaufgaben mit mehr Zuversicht. Verzagte, pessimistische Persönlichkeiten hingegen durchlaufen Schwierigkeiten und Herausforderungen unter enormen Druck. Nicht nur individuelle, destruktive geistige Konzepte schwächen uns, sondern auch die negativen Gedanken anderer machen uns im wahrsten Sinne des Wortes krank. Das geflügelte Wort „du machst mich krank“ hat einen durchaus realen Hintergrund. Die psychischen und körperlichen Krankheiten, die durch Mobbing entstehen, bringen dieses Phänomen deutlich zum Ausdruck. Menschen, die in ihrer Mitte ruhen, verfügen über Selbstvertrauen, Durchsetzungskraft, Ausdauer und Willensstärke. Sie stehen zu sich und ihren Zielen. Wenn diese Eigenschaften noch mit einer liebevollen Haltung gepaart sind, ist ihr Charisma unwiderstehlich.

Jeder von uns durchlebt Phasen der Mutlosigkeit, in denen wir an uns und unseren Fähigkeiten zweifeln. Aus dem Morast der Stagnation, der Selbstkritik und Mutlosigkeit scheint kein Weg herauszuführen. Meist bietet man in solchen Schwächezeiten auch Angriffsflächen für die Attacken anderer. Unter dem Gefühl, ausgeliefert zu sein und keine Kraft zu haben, um die Ereignisse zu verändern, leidet die Lebensqualität natürlich erheblich. Was auch immer der Auslöser für diese Gefühle ist oder war, es gibt Verbündete aus dem Pflanzenreich, die Sie auf dem Weg zu Mut und Selbstvertrauen unterstützen. Das Ziel besteht darin, den Alltag gelassen und selbstsicher zu meistern. Der duftende Rauch dieser Kräuter beruhigt verängstigte Menschen, vermittelt Gelassenheit und innere Ruhe, stärkt aber auch wohltuend die Ich-Kraft und das Durchsetzungsvermögen. Wieder andere fördern Ihre diplomatischen Fähigkeiten und verleihen Ihnen Zähigkeit und Ausdauer. Eine weitere Gruppe vertreibt die dunklen Schatten der Melancholie aus Ihrem Gemüt und bringt Sie mit den Lichtkräften aus dem Pflanzenreich in Verbindung. Regelmäßige Räucherrituale mit diesen aufbauenden Kräutern machen Ihnen einerseits bewusst, welche Energie Sie in sich stärken möchten und was Sie mit der Kraft

Ihrer Gedanken unterstützen, und helfen Ihnen andererseits im Laufe der Zeit dabei, Ihre Aufgaben und Probleme mit Herz und Verstand zu meistern.

- Räucherpflanzen mit Lichtkraft:
  Alant, Angelika, Johanniskraut und Königskerze.

- Räucherpflanzen zur Unterstützung der Willensstärke und des Selbstvertrauens:
  Alant, Angelika, Eberraute, Eichenrinde, Eisenkraut, Mariendistel, Meisterwurz, Pfingstrose, Quendel, Rainfarn, Sonnenhut und Weißdorn.

- Räucherpflanzen, die beruhigen:
  Baldrianwurzel, Jasmin, Kamille, Koriandersamen, Lindenblüten, Melisse, Propolis, Rose und Waldmeister.

- Räucherpflanzen, die mit ihren Duftimpulsen die Ausdauer unterstützen:
  Angelika, Apfelminze, Dost, Eichenrinde, Kiefernharz, Quendel, Raute, Rosmarin, Stechpalme, Wegwarte, Wermut und Ysop.

Im Alltag innehalten

Sich zentrieren – nach innen lauschen – Balance finden

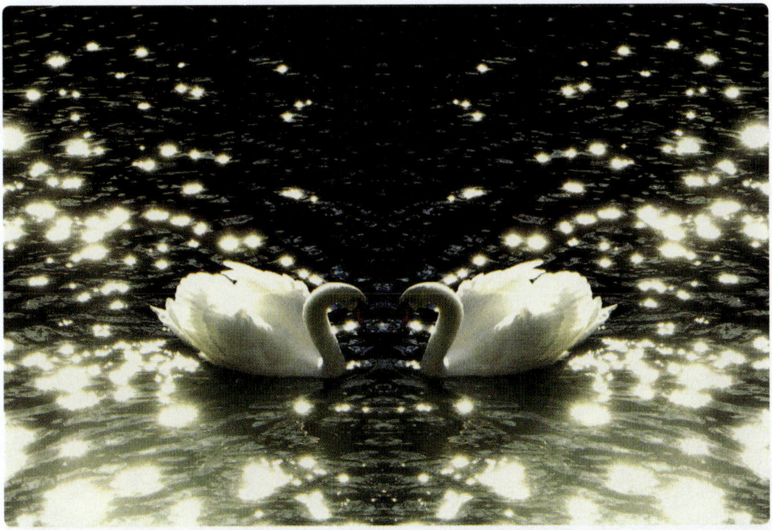

Wenn das Alltagsleben so viele Anforderungen an uns stellt, dass wir gezwungen sind, unsere Kraft ständig bis zum letzten Quäntchen auszuschöpfen, geraten wir aus der Balance. Auch emotionale Höhen und

Tiefen, ein Ansturm an Gefühlen – gleichgültig ob Glück oder Kummer – bringen uns aus dem Gleichgewicht. Wenn die Verarbeitung heftiger Emotionen nicht stattfinden kann, hinterlässt das seelische Spuren. Desgleichen leiden Körper und Psyche, wenn kräftemäßiger Raubbau betrieben wird. Spätestens dann ist es auf jeden Fall angebracht, erst einmal innezuhalten, um uns selbst und unser Kraftpotenzial wieder wahrnehmen zu können.

Entspannen

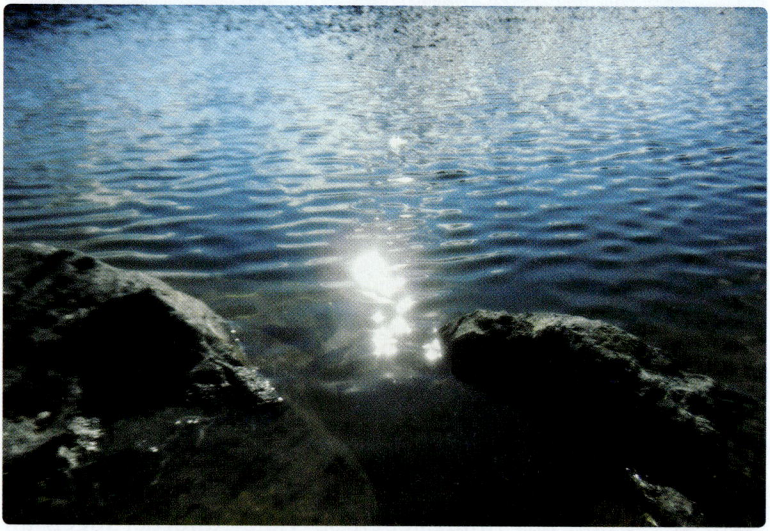

Vielen Menschen gelingt es nicht, am Abend „abzuschalten". Es bereitet zunehmend Mühe, den Alltag, der von Stress, Hektik und zahlreichen Pflichten erfüllt ist, ziehen zu lassen. Es muss jedoch zwischen Anspannung und Entspannung, Leistung und Regeneration der körperlichen und psychischen Kraft einen Ausgleich geben, damit Körper und Seele gesund bleiben. Oft können wir an der Ursache für permanente Überforderung und innerer Unruhe nicht ad hoc etwas ändern. Haushalt und Kinder müssen unter einen Hut gebracht werden, der Chef erwartet Leistung, die finanzielle Situation gibt Anlass zur Sorge und das Arbeitspensum scheint auch nie weniger zu werden. Umso wichtiger ist es dann, eine Insel der Ruhe für sich zu schaffen, wo man Kraft tanken, Stille erleben und Abstand gewinnen kann.

Eine Reihe von Räucherpflanzen erweist sich als bemerkenswert hilfreich, wenn man entspannen und zur Ruhe kommen möchte. Zelebrieren und genießen Sie ganz bewusst ein Räucherritual mit diesen beruhigenden Düften und lassen Sie den Rauch allen Ärger, allen Stress und alle nicht erfüllten Erwartungen des Tages forttragen. Ein Räucherritual zu einer bestimmten Zeit des Tages schenkt Ihnen die kostbare Erfahrung von Ruhe und Harmonie. Genießen Sie die Botschaften der Pflanzen, die eine Atmosphäre des inneren Friedens schaffen, in der Sie sich von den Ereignissen des Tages lösen können.

Räucherpflanzen, die zur Entspannung dienen:
Baldrianwurzel, Beifuß, Hopfen, Jasmin, Kamille, Katzenminze, Koriandersamen, Labkraut, Lavendel, Lindenblüte, Mistelkraut, Propolis, Rose, Waldmeister und Weidenrinde.

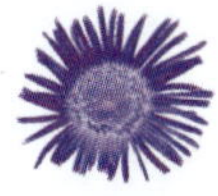

Räucherpflanzen, die helfen, die innere Mitte zu spüren: Beinwell, Ehrenpreis, Frauenmantel, Kiefernharz, Melisse, Propolis, Rose, Schafgarbe, Thuje und Weißdorn.

Meditation

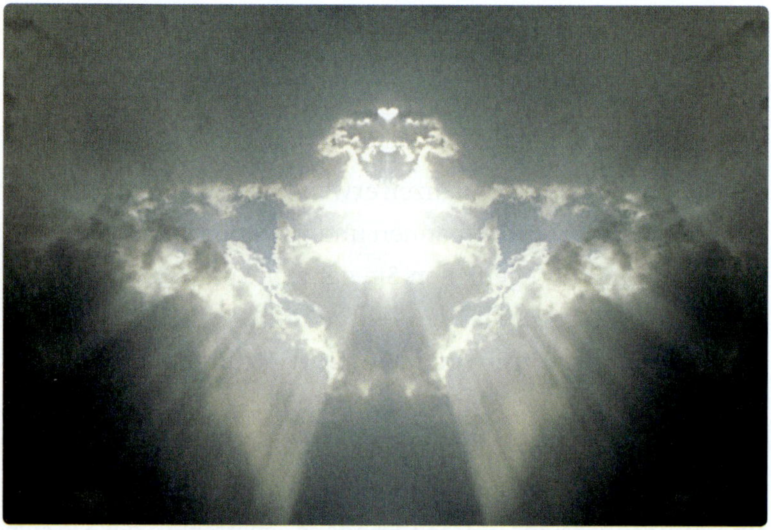

Alle Räuchertraditionen wurzeln in sakralen Zwecken. Der aufsteigende Rauch war eine Botschaft an die Götter, Überbringer von Gebeten, Bitten und Wünschen. Diese Erinnerung an die Verbindung mit göttlichen Mächten, mit einer dem menschlichen Verstand übergeordneten weisen Führung, schwingt in jedem Räucherduft mit. Über verschiedene Meditationstechniken versuchen Menschen, Zugang zu ihren inneren Welten und ihrer inneren Führung zu erhalten, um ihr Leben auf bestmögliche Weise bewältigen zu können. Meditation wird von vielen religiös Praktizierenden seit Tausenden von Jahren angewendet, um eine Verbindung zu Sphären jenseits der Alltagswelt herzustellen. Der duftende Rauch verbindet den menschlichen Geist mit dem göttlichen Funken in sich selbst und mit den kosmischen Energien außerhalb seiner Begrenzungen.

Der aufsteigende Rauch schafft eine Atmosphäre der Weihe, des Segens, der Klarheit und der Ruhe. Es sind Momente, in denen man sich dem innersten Wesenskern zuneigt und eine Ahnung von dem bekommt, was man wirklich ist. Ganz abgesehen von spirituellen Intentionen fühlen sich Menschen, die regelmäßig meditieren, im Gleichgewicht mit ihren energetischen Kräften und dem Leben gegenüber positiver und mit mehr Freude eingestellt. Räucherdüfte können das Durchschreiten unserer inneren Räume unterstützen und das spirituelle Wachstum fördern. Stellen Sie sich vor, wie Ihre Gedanken, Gefühle und Bilder mit dem Rauch emporsteigen und Ihr Sein in Einheit und Verbundenheit mit dem verborgenen Universum verschmilzt. Sie müssen nichts tun, Sie müssen nicht urteilen, Sie dürfen einfach nur sein. Wenn Sie als Einstimmung zu einer Meditation räuchern, schaffen bereits die Beobachtung des Rauches und das Genießen des Duftes Ruhe und inneres Gleichgewicht. Obendrein wirkt das Dufterlebnis im Folgenden wie ein Signal, das anzeigt, dass nun vom Alltagsgeschehen Abstand genommen wird.

Räucherpflanzen zur Vorbereitung und Begleitung einer Meditation sind:
Beifuß, Fichtenharz, Haselnussholz, Kalmus, Melisse, Propolis, Salbei und Weihrauch.

Erholsamer Schlaf und schöne Träume

Gut schlafen und erfrischt aufwachen

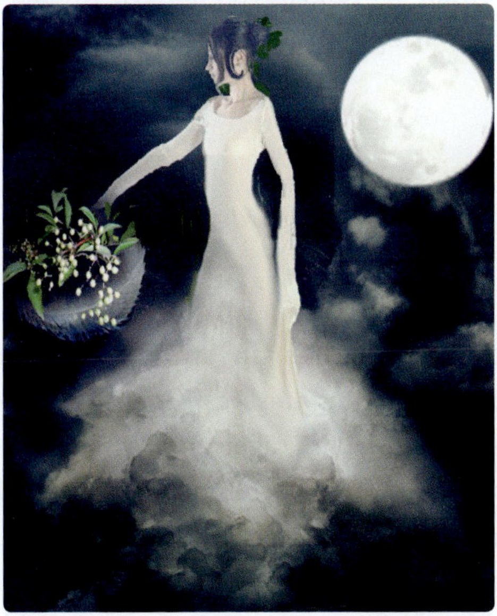

Einschlaf- und Durchschlafstörungen sind mittlerweile eine „Volkskrankheit“ geworden. Manchem Zeitgenossen treibt schon der Gedanke an die nächste schlaflose Nacht den Schweiß auf die Stirn. Die Ursachen für Schlafstörungen sind vielfältig. Permanente Überforderung, Stress, Sorgen, unregelmäßige Schlafenszeiten oder körperliche Ursachen können Auslöser dafür sein. Schlafstörungen weisen auch darauf hin, dass etwas in unserem Leben in Schieflage ist, dass wir nicht in Balance sind und unserer Gesundheit schaden. Neben einer ausgewogenen Lebensweise ebnet eine Reihe von Pflanzenkräften den Zugang zu erholsamen Schlaf.

Versuchen Sie doch einmal, bevor Sie zu Bett gehen, den Schlaf mit einer Auswahl der folgenden Pflanzen einzuladen:
Baldrianwurzel, Hopfen, Katzenminze, Lindenblüten und Propolis.

Träume als Boten des Unbewussten

Träume sind Boten unseres Unbewussten, die uns wertvolle Hinweise zur Bewältigung unseres Lebens schenken. Sie sprechen in Bildern zu uns, die Träger unserer Gefühle und inneren Konflikte sind. Über die Entschlüsselung dieser Bilderwelt erhalten wir so manche Lösung eines Problems. Träume machen uns auf verborgene Bewusstseinsinhalte aufmerksam, die ein wichtiger Schlüssel für unsere nächsten Entwicklungsschritte sein können. Um dieses kreative, lebendige Potenzial unserer Innenwelt nutzen zu können, müssen wir lernen, die Traumwelten bewusst zu durchschreiten und die Erinnerung daran ins Wachbewusstsein mitzunehmen. Die Grundlage dafür ist Ihre Absicht, Ihre Bereitschaft, auf diese Weise mit Ihrer inneren Welt in Kontakt zu treten. Ausgewählte Räucherpflanzen ermöglichen es Ihnen, die Tore zu Ihrer Traumwelt mit klarem Geist zu passieren und die verschleierte Quelle der Inspiration zu nutzen.

- Nehmen Sie sich vor dem Einschlafen ein paar Minuten Zeit, um sich auf Ihre Traumwelt einzustimmen.
- Bitten Sie Ihre innere Führung, Ihnen über einen Traum Hinweise auf Ihre derzeitige Lebenssituation oder die Lösung eines Problems zu geben. Bitten Sie auch um eine klare Erinnerung an das Traumgeschehen.
- Legen Sie Schreibzeug neben das Bett, damit Sie Ihre Eindrücke gleich nach dem Aufwachen festhalten können.

Es bedarf etwas an Geduld und Übung, um die Botschaften Ihrer Traumwelt zu erinnern und zu entschlüsseln. Wenn es dann schließlich gelingt, bringt diese intuitive Energie überraschende und kreative Lösungen.

Diese Pflanzen unterstützen Sie bei Ihrem Unterfangen:
Apfelminze, Baldrianblüten, Haselnussholz, Mädesüß und Schafgarbe.

Veränderungen und Neubeginn

Schwierige Zeiten

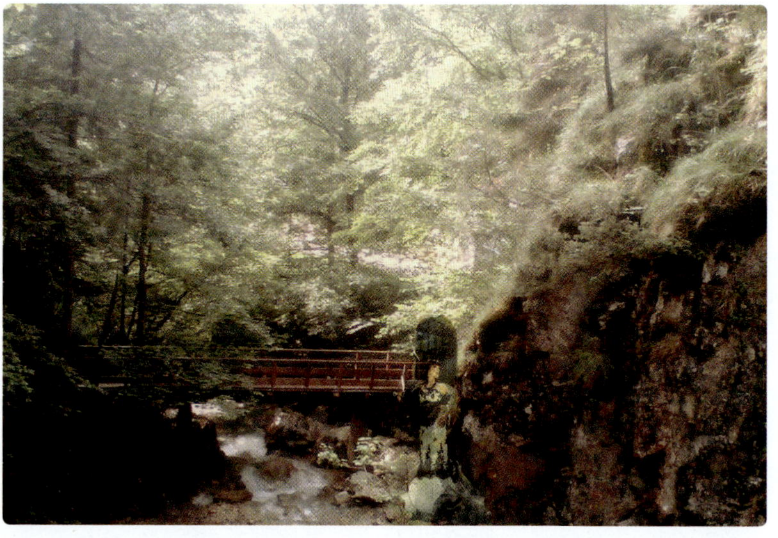

Um dem steten Auf und Ab im Leben mit Gelassenheit begegnen zu können, sind Kraft und Kreativität in Phasen der Veränderung notwendig. Ob Ihnen dieser Wechsel im Lebensablauf nun aufgezwungen wird oder ob Sie ihn selbst herbeiführen; es wird immer eine Zeit sein, in der Sie sich selbst besser kennenlernen. Der Verlust des Arbeitsplatzes, finanzielle Sorgen oder Beziehungskrisen bedeuten Druck, Stress und starke Emotionen. Es dauert meist eine Weile, die Chancen einer solchen Situation zu erkennen und kreative Lösungen dafür zu finden. Ein neuer Arbeitsplatz bietet Ihnen vielleicht die Möglichkeit, Ihre Stärken und Talente besser zu entfalten. Eine Partnerschaftskrise wiederum kann eine Chance sein, eine Beziehung aus der Erstarrung zu lösen und sie neu zu beleben. Manchmal reicht es auch, eine Situation einfach zu akzeptieren. Neben der aktiven Unterstützung von Freunden und Verwandten ist es in solchen Phasen wichtig, gut für sich selbst zu sorgen. So können Sie Kraft und Zuversicht gewinnen, um den Mut zu finden, Veränderungen als Ausdruck der Lebensentfaltung anzunehmen. Auf der Suche nach Lösungen wird Ihnen neben den gut gemeinten Ratschlägen Ihrer Umwelt vor allem die innere Stimme Klarheit bringen. Um sich selbst, den eigenen Bedürfnissen und dem eigenen Willen auf die Spur zu kommen, ist es hilfreich, die Türen zur Außenwelt zu verschließen.

Schaffen Sie eine Atmosphäre der Ruhe, um mit der Kraft der Pflanzen inmitten der vielen „Wenn und Aber"-Überlegungen den richtigen Weg zu finden. Nehmen Sie sich Zeit und halten Sie eventuell auch Papier und Stift bereit, um Gedanken und Ideen, die aufsteigen, festzuhalten. Gönnen Sie sich diese 15 bis 20 Minuten Räucherzeit zumindest einmal pro Woche über einen längeren Zeitraum hinweg als ein Ritual, das Ihrem Wohlbefinden dient, in dem Sie alle Verpflichtungen loslassen dürfen, und bei dem nur Sie wichtig sind. Genießen Sie den Duft der verglimmenden Kräuter und beobachten Sie, was er an Bildern und Gedanken in Ihnen auslöst. Notieren Sie Ihre Eindrücke und denken Sie darüber nach. Es sind Botschaften, die Ihr Unbewusstes als Orientierungshilfe für die richtige Lösung an Sie heranträgt.

Folgende Räucherpflanzen unterstützen Sie dabei:
Alant, Angelika, Beifuß, Holunderholz, Holunderblüten, Kalmus, Lavendel, Mistelkraut, Propolis, Quendel und Weidenrinde.

Prozesse abschließen und loslassen

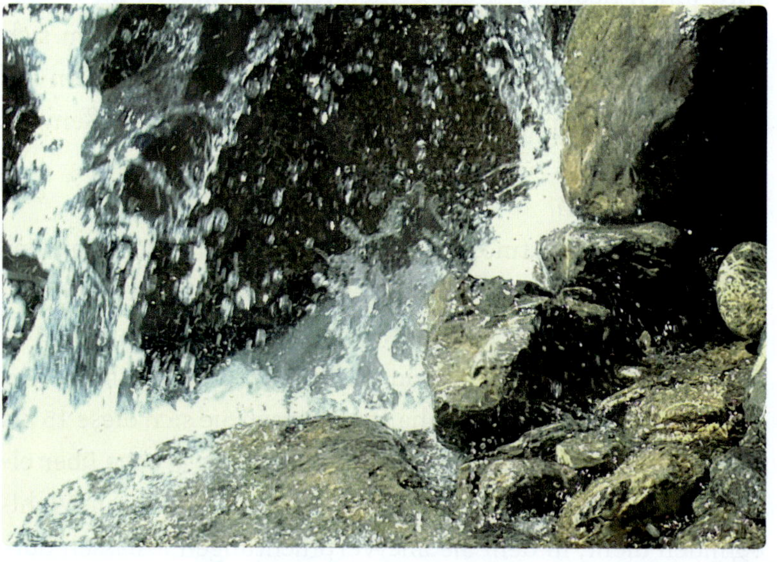

Veränderungen bedingen auch das Loslassen von alten, verbrauchten Denk- und Verhaltensmustern. Erst dieser Schritt vollendet die Lernerfahrung im Sinne der Lebensentfaltung. Nur so können alte Verletzungen, die als schwelende Prozesse weitergären oder Niederlagen, die Frustration und Enttäuschung hinterlassen, überwunden werden. Damit wird es möglich, den Schritt vom Ausgeliefertsein an eine Situation zurück zur Lebensfreude zu vollziehen.

Den meisten Menschen fällt das Loslassen schwer. Hartnäckige Themen erweisen sich als Hindernisse und Blockaden, die ein Weiterkommen auf unserem Weg erschweren. Oft sind damit Schuldgefühle verbunden oder das Bedauern, Chancen nicht wahrgenommen zu haben. Es braucht Kraft und Gelassenheit, um eine Situation zu akzeptieren, die man weder ändern noch rückgängig machen kann. Es ist notwendig, loszulassen, um der seelischen und körperlichen Gesundheit durch diesen Rucksack an negativen Gefühlen, allen voran der Angst, nicht zu schaden.

Eine Reihe von Räucherpflanzen unterstützt diesen Prozess mit ihrer regulativen Kraft. Die Duftimpulse dieser Pflanzen unterstützen die Bereitschaft, Altes loszulassen und Neues willkommen zu heißen. Erwarten Sie bitte keine durchschlagende Wirkung bei einer einmaligen Räucherung. Eine vertiefte Bekanntschaft mit diesen Pflanzen wird Ihnen jedoch auf dem Weg weiterhelfen. Als Anregung für die Arbeit mit diesen Räucherdüften möchte ich Ihnen das folgende Ritual ans Herz legen.

Sie brauchen dazu:

- Ihr Räucherstövchen
- Räucherstoffe, die Sie aus der Liste am Ende des Kapitels ausgewählt haben
- Zünder
- eine feuerfeste Schale
- zwei Zettel und einen Stift

Ritual:

- Suchen Sie sich einen ruhigen Platz, an dem Ihr Geist still werden darf, um die Ereignisse in Ruhe betrachten zu können. Legen Sie Kräuter, die Sie am Ende des Kapitels angeführt finden, auf das Sieb und beginnen Sie mit der Verräucherung. Lassen Sie sich von Ihrem Herzen bei der Entscheidung führen, welche davon Sie heute unterstützen dürfen. Atmen Sie den Duft ein und entspannen Sie sich.
- Betrachten Sie die Situation, in der Sie sich gerade befinden. Auf einem Zettel notieren Sie die Dinge, die Sie loslassen möchten, und schildern die Situation, die Sie belastet.
- Auf einem zweiten Blatt Papier notieren Sie sich, wovor Sie sich in diesem Zusammenhang ängstigen und weshalb. Anschließend verbrennen Sie beide Zettel in der feuerfesten Schale und übergeben die Situation samt Ihren Ängsten symbolisch der transformierenden Kraft des Feuers, die Altes verbrennt, um Platz für Neues zu schaffen. Bleiben Sie noch eine Weile entspannt sitzen und genießen Sie den Duft der Kräuter. Spüren Sie in sich hinein. Wie fühlen Sie sich? Welche Gedanken steigen in Ihnen hoch? Schreiben Sie Ihre Beobachtungen auf.

- Als abschließenden Schritt werfen Sie die Asche bei Ihrem nächsten Spaziergang in einen Fluss. Sie übergeben damit das Alte, Verbrannte dem Fluss des Lebens, in dem Bewusstsein, dass sich neue Räume öffnen, wenn sich alte schließen.

Räucherpflanzen, die Sie dabei unterstützen, sind:
Beifuß, Beinwell, Iriswurzel, Mädesüß, Rosmarin, Thuje und Wegwarte.

Neubeginn

Den anstrengenden Teil haben Sie nun hinter sich. Jetzt ist es an der Zeit, den Neubeginn zu zelebrieren und ein sichtbares Zeichen dafür zu setzen, dass Sie sich den schönen, positiven Dingen des Lebens zuwenden.

Die nachstehenden Pflanzen helfen Ihnen dabei, mit Mut und Selbstvertrauen in einen neuen Lebensabschnitt durchzustarten: Birkenrinde, Gänseblümchen, Mädesüß, Rose und Sonnenhut.

Duftgenuss für die Sinne

Erotik und Sinnlichkeit

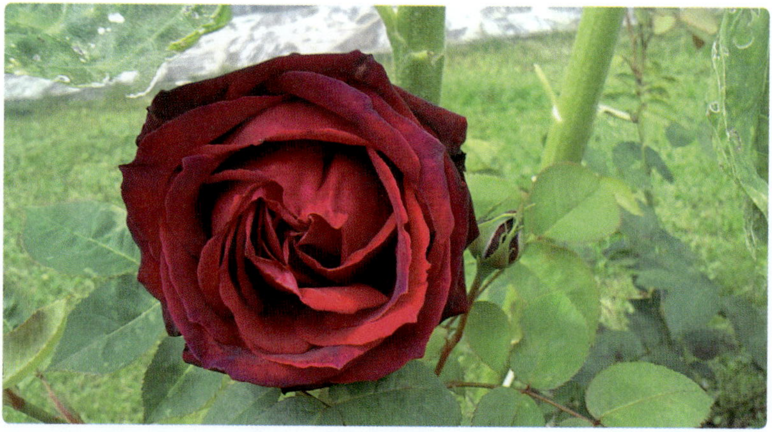

Die Forschung hat uns mittlerweile einwandfrei bewiesen, was verschiedene Räuchertraditionen schon lange erkannt haben und anwenden: Ein Großteil unserer Gefühlswelt wird über die Nase gesteuert. Der Geruchssinn entscheidet letztendlich über Sympathie und Antipathie und damit über die Partnerwahl. Wenn Sie jemanden buchstäblich „nicht riechen können", wird er als Partner für Sie nicht infrage kommen. Was also liegt näher, als Liebe und Sinnlichkeit mit einem Partner mit Düften zu zelebrieren?

In allen alten Räuchertraditionen waren Düfte der sinnliche Ausdruck von Schönheit und Liebesfähigkeit. Man parfümierte Körper und Kleidung mit dem Duft feiner Räuchersubstanzen und genoss die Steigerung der Wahrnehmung und die Intensivierung der Gefühle. Einer lustvollen Hingabe wurde so auf subtile und kreative Weise die Tür geöffnet. Während die orientalischen und asiatischen Räuchertraditionen die Verbindung zwischen Duft und Liebe selbstverständlich kreativ anwenden, hat das rigide, lustfeindliche Denken der christlichen Tradition diesen Teil der Sinnlichkeit in unserer Kultur ins Abseits gedrängt. Bestenfalls kommen noch synthetische Düfte aus dem Sexshop zum Einsatz.

Versuchen Sie doch einmal, eine sinnliche, duftende Atmosphäre mit aphrodisierenden Kräutern zu schaffen. Diese liebesanregenden Pflanzen erhielten ihren Namen von der griechischen Liebesgöttin Aphrodite. Sie sind Stimulanzen für Körper und Geist. Der Verstand und das Vorstellungsvermögen haben einen bedeutenden Anteil an einer sinnlichen, erotischen Stimmung. Erotik beginnt im Kopf und bestimmte Düfte beflügeln die Fantasie. Andere wiederum verfeinern die Empfindungsfähigkeit und wecken alle Sinne.

Für eine Liebesräucherung empfehlen sich bewährte exotische Räucherstoffe wie: Benzoe, Sandelholz, Styrax, Myrrhe, Kakaoschale und Labdanum.

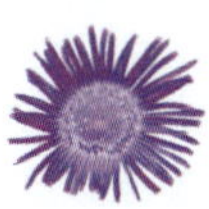

Diese heimischen Räucherpflanzen stehen Ihnen dafür zur Verfügung:
Baldrianwurzel, Iriswurzel, Jasmin, Kalmus, Katzenminze, Koriandersamen, Labkraut, Muskatellersalbei, Pfingstrose und Rose.

Das Wohlbefinden steigern
Einhüllen, trösten und verwöhnen

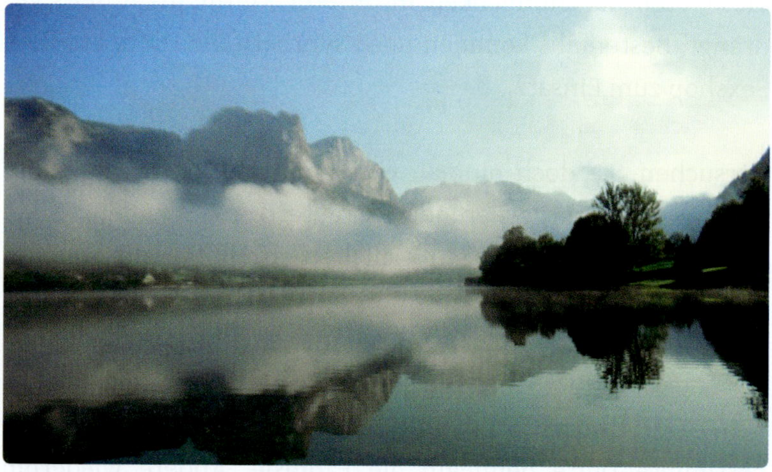

Sie haben einen Tag hinter sich, an dem nichts so gelaufen ist, wie es sollte? Vermutlich fühlen Sie sich müde, enttäuscht und vielleicht auch verletzt. Eine Erwartung hat sich nicht erfüllt, ein Projekt ist schief gegangen und die Beziehung macht mehr

Kummer als Freude. Sie haben das Bedürfnis nach Trost und Geborgenheit. Lassen Sie sich vom warmen, besänftigenden Rauch wohlduftender Kräuter einhüllen und verwöhnen. Mit einem balsamischen Räucherritual schenken Sie sich ein wenig Zeit, um Ihrer Enttäuschung, Ihrem Kummer und Ihrem Schmerz Raum zu geben, bevor Sie der Welt wieder gegenübertreten.

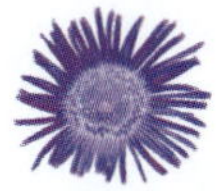

Pflanzen für eine Räucherung, die Geborgenheit und Trost schenkt, sind: Alant, Angelika, Frauenmantel, Gänseblümchen, Hopfen, Johanniskraut, Kalmus, Kamille, Königskerze, Labkraut, Lindenblüten, Melisse, Propolis, Rose und Weißdorn.

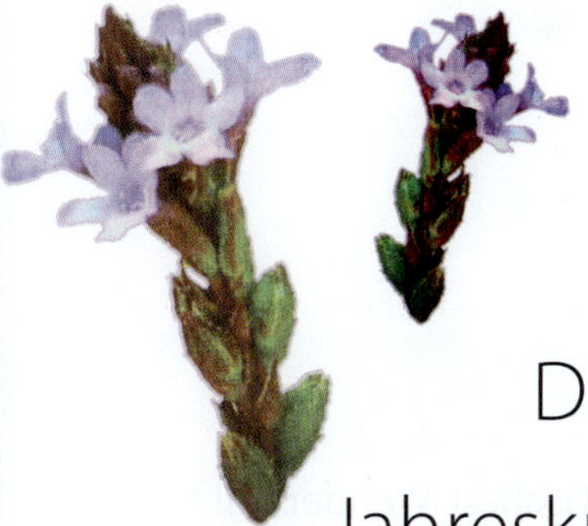

III

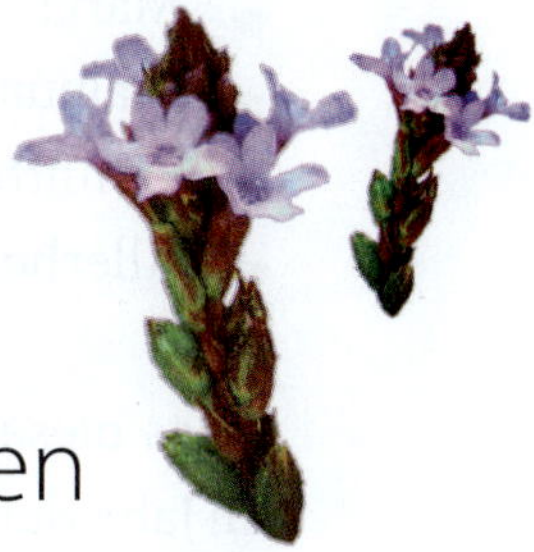

Die Energie der Jahreskreisfeste zelebrieren

Für unsere keltischen Vorfahren bedeutete der Jahresablauf nicht einen durch das Datum begrenzten Zeitabschnitt, sondern das Leben mit dem Erblühen, Reifen und Vergehen der Vegetationskräfte. Das Leben der Menschen, ihr Wohlergehen, war abhängig davon, wie reich sie mit Korn und Früchten gesegnet wurden. Überall in Alteuropa verehrte man die große Muttergöttin, die Wachstum und Ernte schenkte und in der winterlichen Jahreszeit die Seelen und Samen tief im Schoß der Erde behütete. In unserem Kulturraum trug sie den Namen Holle oder Perchta. An ihrer Seite befand sich der Lichtgott als göttlicher Gemahl. Acht bedeutende Feste markierten die Wendepunkte der Jahresabschnitte.

4 Sonnenfeste:

- Wintersonnenwende / Alban Arthuan
- Sommersonnenwende / Alban Hevin
- Frühlings-Tagundnachtgleiche / Alban Eilir
- Herbst-Tagundnachtgleiche / Alban Elved

Dazwischen liegen:

- Maria Lichtmess / Imbolc
- Walpurgisnacht / Beltane
- Schnitterfest / Lammas / Lugnasad
- Allerheiligen / Samhain

Jedes dieser Feste markiert einen energetischen Wendepunkt im Jahr, den die Vegetationskräfte ausdrücken. Zu diesen Festen wurde als Dank an die Natur beziehungsweise die Kräfte, die sie verkörperten (Götter), geräuchert.

Auch unser Organismus reagiert auf diese Energiewechsel und zeigt uns das etwa durch Frühjahrsmüdigkeit, wenn wir den inneren Winter verabschieden, oder durch besondere Lebensfreude, wenn alles in der Natur zum Leben erwacht. Zu jeder Jahreszeit duftet die Erde anders und offenbart uns über ihren Duft, wie sie sich fühlt.

Der feuchte Duft der Frühlingswiesen und der frische Geruch der jungen Blätter verbinden uns mit all der berstenden, überschäumenden Wachstumsenergie des Frühlings. Die aromatischen Kräuter mit den feurigen, sonnengetränkten Gerüchen des Sommers erfüllen uns bis in die Tiefen der Seele mit Wachsen, Reifen, Fruchtbarkeit und Wärme. Die ernteschweren Gerüche des Herbstes, duftende Früchte und reifes Korn, leiten zum Verklingen des Jahres. Feuchtes Laub und nebelschwere Novembertage sind der Duft der Vergänglichkeit und begleiten den Rückzug in die innersten Welten unseres Seins. Klirrende Frosttage, der Geruch von Schnee und Rauch aus Schornsteinen, eingehüllt in den Duft der fahlen Wintersonne, bringen sowohl das Gefühl von Starre und Schwere als auch bald darauf die Hoffnung auf Frühling und wiedererwachendes, pulsierendes Leben. Mit jedem Duft sind wir mit der Erde verbunden und über unsere Gefühle mit ihrer Kraft.

Nach der Christianisierung wurden die keltischen Jahreskreisfeste in christliche Feiertage umgewandelt und viele Rituale der Jahreskreisfeste als Brauchtum adaptiert und sinnentleert. Wenn Sie diese acht Jahreskreisfeste mit der jeweiligen besonderen Qualität bewusst begehen, um sich intensiver mit der Natur zu verbinden, werden Sie feststellen, dass Sie selbst wachsamer im Rhythmus mit der vorherrschenden Energie leben. Der Jahreskreis führt uns vor Augen, dass alles in ständiger Bewegung ist und dass der Kreislauf von Werden und Vergehen fortlaufend stattfindet. Aufgrund dieses Bewusstseins begegnet man den Auf- und Abwärtsbewegungen im eigenen Leben mit mehr Gelassenheit und Akzeptanz. Zudem ermöglichen es Rituale an diesen Wendepunkten, Abstand zum Alltag zu gewinnen, um neue Sichtweisen und Erfahrungen zu erleben.

Die vorgeschlagenen Kräuter sind Anregungen zur Erstellung von Räuchermischungen. Was Ihnen gefällt und Ihnen Freude macht, tut Ihnen gut. Schenken Sie sich selbst Zeit, um die jeweilige spezielle jahreszeitliche Energie zu spüren und in einem Ritual zu zelebrieren.

Lichtmess / Imbolc
2. Feber

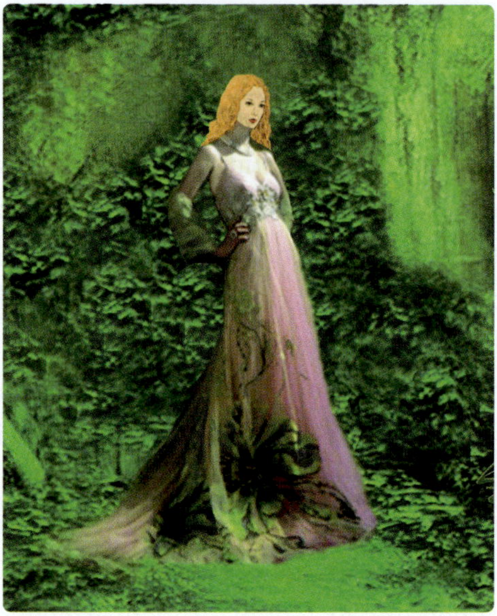

Imbolc bedeutet „im Bauch" und meint das Licht oder Leben, das sich im Bauch der Erde entwickelt hat und nun nach dem langen Winter wieder hervorbricht. Das Erwachen der Natur sprengt den dunklen Winterpanzer um unser Gemüt. Die Bäche gurgeln – vom Eis befreit – ihr Frühlingslied, Schneeglöckchen, Primeln und Veilchen stecken vorwitzig die Blütenköpfchen aus der feuchten, noch winterkahlen Erde. Saft schießt in die Bäume und die Luft duftet nach wärmenden Sonnenstrahlen. Die Kelten meinten, die junge Frühlingsgöttin Brigid wecke das Leben in der Natur auf und bringe alles zum Fließen und

Sprießen. An ihrer Seite ist der Bär, der junge Lichtgott in Tiergestalt, der den Winter im Schoß der Erde überlebt hat. Alle Kräfte sind jetzt auf Reinigung und Erneuerung ausgerichtet. Die Birke, der Baum der Frühlingsgöttin, bietet uns mit ihrem Saft so eine reinigende Frühlingskur an. Dieses keltische Fest wurde im christlichen Jahreslauf zu Maria Lichtmess. Wenn Sie die Freude des Frühlings und die Kraft der Wachstumskräfte spüren und feiern möchten, können Sie das mit einem Ritual machen.

- Setzen Sie sich an einen Platz in der Natur, an dem Sie ungestört sind.
- Spüren Sie die Frühlingssonne auf Ihrer Haut, den sanften Wind, oder den Wechsel von Kühle und Wärme an einem bedeckten Tag.
- Atmen Sie tief ein und aus, genießen Sie die weiche Qualität der Luft, die in Ihren Körper hinein- und wieder herausströmt.
- Was möchten Sie in diesem Jahr zum Wachsen und Blühen bringen? Wofür hatten Sie bisher vielleicht noch nicht den Mut oder die Zeit und möchten es nun verwirklichen? Holen Sie sich bewusst aus der vitalen Energie, die rings um Sie herrscht, die Tatkraft, die Sie für Ihr Vorhaben benötigen.

Für eine Räucherung, die dieses Ritual unterstützt, können Sie folgende Pflanzen verwenden:

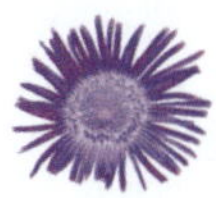

Apfelminze, Beifuß, Birkenrinde, Gänseblümchen, Gundelrebe, Heiligenkraut, Holunder, Immergrün, Lavendel, Mädesüß, Melisse, Salbei, Wacholder und Ysop.

Frühlings-Tagundnachtgleiche / Alban Eilir, Ostara
21. März

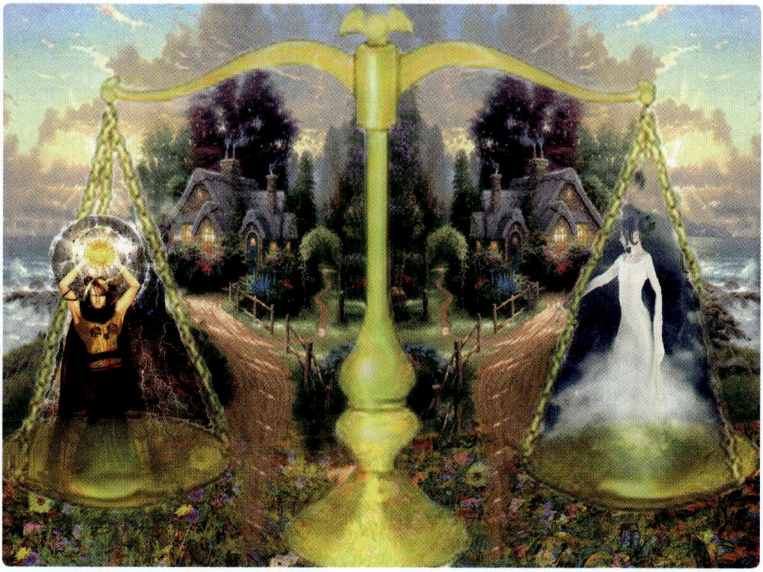

Nun sind die Lichtkräfte wieder soweit erstarkt, dass sie mit der Dunkelheit im Gleichgewicht sind. In diese Zeit fällt das Osterfest, dessen Name mit der germanischen Frühlingsgöttin Ostara verbunden ist. Unsere Ahnen verbrannten aus Weidenzweigen gemachte Winterriesen, um die kalte Jahreszeit endgültig zu verabschieden und den Frühling gebührend zu empfangen. Die christlichen Osterfeuer erinnern noch an diesen Brauch. Die Energie zu diesem Zeitpunkt spiegelt die Balance der Kräfte, das Gleichgewicht von Licht und Dunkelheit, wider. Die Energie der Vegetation ist auf Wachstum ausgerichtet und signalisiert uns, dass es Zeit ist, nach der Winterträgheit aktiv zu werden. So wie der Same die Idee der Pflanze in die Realität umsetzt, indem er sich zu entwickeln beginnt, ist es für uns an der Zeit, zu handeln, um Pläne in die Tat umzusetzen.

Spüren Sie dem Gleichgewicht der Kräfte in sich selbst in einem Ritual nach:

- Wählen Sie aus den am Ende des Kapitels angeführten Pflanzen einige aus, um die Energie dieses Jahreskreisfestes zu spüren.
- Setzen Sie sich an einen ungestörten Platz und beginnen Sie, die vorbereiteten Kräuter auf dem Sieb zu verglimmen.
- Schließen Sie die Augen und atmen Sie den Duft tief ein und aus. Was ist in Ihnen selbst nicht im Gleichgewicht? Ist die Stimme des Herzens stark genug, um gegen die vordergründige Verstandesweisheit bestehen zu können? Wovon könnten Sie mehr in Ihrem Leben gebrauchen, um sich wohlzufühlen, und was wäre abzuschließen und loszulassen? Die Energie in der Natur unterstützt Sie zu diesem Zeitpunkt dabei, Schieflagen auszugleichen und ins Gleichgewicht zu kommen. Dieses Ritual lässt sich auch wunderbar in der Natur zelebrieren.

Für dieses Ritual eignen sich folgende Räucherpflanzen: Apfelminze, Baldrianwurzel, Birkenrinde, Dost, Gänseblümchen, Gundelrebe, Holunder, Koriander, Lebensbaum, Melisse, Muskatellersalbei, Propolis, Rainfarn, Raute, Rosmarin, Schafgarbe, Sonnenhut, Wacholder, Waldmeister und Weidenrinde.

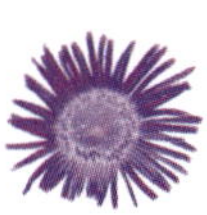

Walpurgisnacht / Beltane

1. Mai

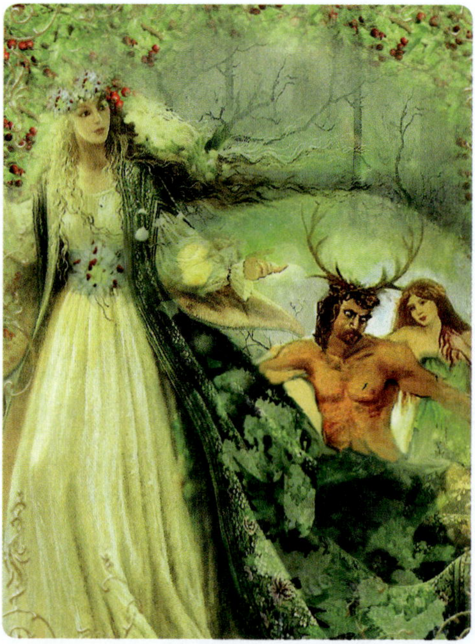

Die Natur feiert Hochzeit und rundum ist alles auf Freude, Lebenslust und Fruchtbarkeit eingestellt. Zu diesem Jahreszeitpunkt zelebriert man das überschäumende, berstende Leben, die Fruchtbarkeit in uns. Alle tierischen und pflanzlichen Lebensformen, alle Naturgeister feiern mit uns. Der Lichtgott Belenos freit die Blumengöttin Belisama. Der Maibaum ist ein Symbol für diese göttliche Vereinigung, bei der der Fichtenstamm den geschmückten Kranz an seinem oberen Ende, der als Sinnbild des weiblichen Schoßes gilt, durchstößt. Die Kelten entzündeten an diesem Festtag rituelle Feuer, die man „Notfeuer“ nannte. Mit einem Feuerquirl aus dem harten, männlichen Holz der Esche wurde aus der weichen, weiblichen Unterlage aus Pappel oder Birke ein Funke geschlagen, um mit diesem „Koitus“ rituell das Sonnenkind zu zeugen. Neunerlei Holz wurde damit verbrannt. Das „Neun-Hölzer-Feuer“ symbolisierte den Geist des Waldes, der für unsere Vorfahren Heimat war. Mit Bilsenkraut oder Waldmeister versetzte Biere trugen das ihrige zur ausgelassenen Laune bei. Noch heute trinkt man gerne Waldmeisterbowle zu diesem Zeitpunkt. Tanzen, feiern und orakeln bestimmten das ausgelassene Treiben rund um den Maibaum.

Spüren Sie dieser überschäumenden Lebenskraft, mit der die Natur Sie verschwenderisch umgibt, in sich nach. Gehen Sie in aller Früh barfuß durch taunasses Gras und benetzen Sie damit auch Gesicht und Hände. Wasser bringt den Erdkräften Fruchtbarkeit und stimmt auch Sie auf dieses Thema ein.

Diese Räucherkräuter unterstützen das Verschmelzen mit der sinnlichen, schöpferischen, überschäumenden Lebenskraft, die die Natur jetzt so verschwenderisch verströmt:
Baldrianwurzel, Birkenrinde, Frauenmantel, Gundelrebe, Haselnussholz, Holunderblüten, Hopfen, Iriswurzel, Jasminblüten, Kalmuswurzel, Katzenminze, Lindenblüten, Muskatellersalbei, Pfingstrose, Rosmarin und Waldmeister.

Sommersonnenwende / Alban Hevin, Litha
21. Juni

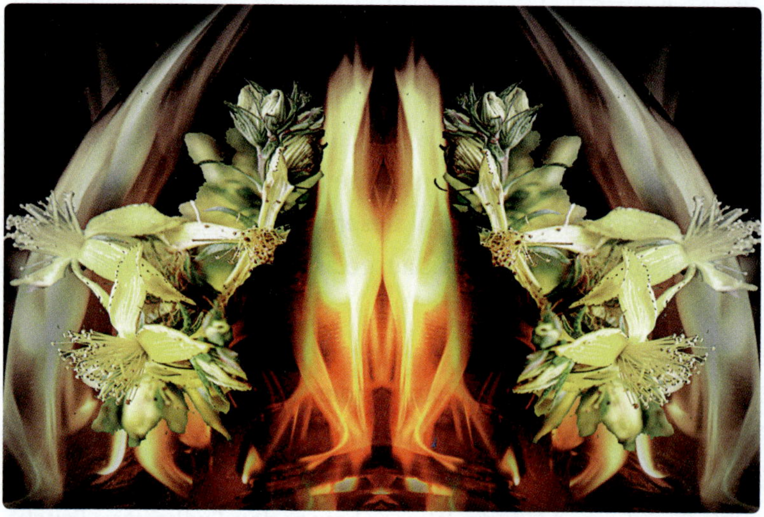

Jetzt hat die Sonne, der lebensspendende Planet des Lichtgottes Bel, den Zenit ihrer Kraft erreicht. Die Erdgöttin birgt die reifende Frucht in ihrem Leib und sorgt damit für das Überleben der Menschen. Für unsere indoeuropäischen Vorfahren war diese Zeit erfüllt von Freude und bot Anlass für ausgedehnte Feierlichkeiten, die zwölf Tage lang dauerten. In diesen Tagen war der Schleier zwischen den Realitäten weniger dicht als sonst, vergleichbar mit den Rauhnächten. Überall auf den Hügeln brannten die Mittsommerfeuer, um die Fruchtbarkeit der Natur mit Freude und Dank zu feiern. Die Energie der Natur ist auf Wachstum und Reife ausgerichtet. Um diese Fülle zu zelebrieren, umtanzten die Menschen die Feuer und sprangen über die Flammen, um Körper und Seele zu reinigen. Die lichterfüllten Kräuter wie Johanniskraut und Königskerze wurden in diesen Tagen geerntet. Getrocknet trugen sie ihre Lichtkräfte in die dunklen Winterstuben und schützten die Menschen vor den Dämonen der Finsternis, die wir heute vielleicht Melancholie nennen würden.

Wenn Sie die Möglichkeit haben, zelebrieren Sie diesen Wendepunkt mit einem Mittsommerfeuer. Um sich für diese kraftvolle Energie der Sonnenwendetage zu öffnen, können Sie sich mit einem Räucherritual darauf einstimmen. Während Sie es zelebrieren, können Sie sich zu diesem Zeitpunkt fragen, was Sie zur Reife bringen möchten und was diesem Vorhaben noch im Wege steht und daher losgelassen werden muss. In diesen lichtdurchfluteten Tagen ist der Schleier zu den feinstofflichen Sphären besonders dünn. Eine Räucherung fördert den Kontakt zu diesen Welten und begünstigt auch den Blick in die Zukunft. Unseren Vorfahren war das nur zu bewusst. Sie trugen Kränze aus Eisenkraut und Gundelrebe, um die Intuition und Hellsichtigkeit zu fördern. Der Aspekt der Mütterlichkeit begegnet uns in der Fülle, dem Wachstum und den nährenden Energien der Natur.

Meditieren Sie im Zuge des Rituals über dieses Thema, indem Sie sich fragen: Wie sehr bin ich mütterlich schützend und sorgend für andere da? Wie gut sorge ich für mich selbst?

Geeignete Räucherpflanzen für die Sommersonnenwende sind: Alant, Baldrianwurzel, Beifuß, Dost, Eichenrinde, Eisenkraut, Frauenmantel, Haselnussholz, Jasminblüten, Johanniskraut, Kalmuswurzel, Kamille, Königskerze, Lindenblüten, Melisse, Mistelkraut, Propolis und Rose.

Schnitterfest / Lugnasad / Lammas
1. August

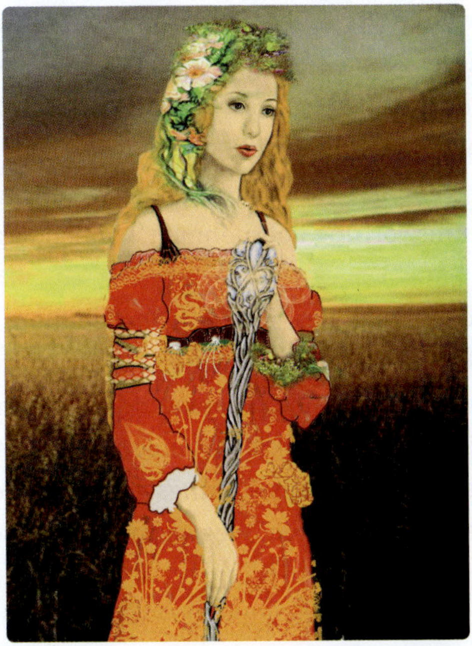

Der August ist der Monat der Ernte, die Zeit, in der die Vegetationsgöttin ihr Füllhorn ausschüttet. Für unsere Vorfahren war die Erntezeit von Sorgen und Freude gleichermaßen gekennzeichnet, denn eine reiche Ernte bedeutete Überleben, ein Ernteausfall durch Unwetter oder Dürre hingegen brachte Notzeiten. Bis zum Augustvollmond brannten die Feuer, in denen der jugendliche Lichtgott Bel transformiert wurde und zur vollen Feuerkraft des reifen Lichtgottes Lug erblühte. Um sich mit der

Energie dieser Zeit zu verbinden, kann man einen Blick auf die Feuerkraft in sich werfen, die sich in Tatkraft, Durchsetzungsvermögen, Selbstvertrauen, Mut und Willenskraft äußert. Sie befähigt uns, Grenzen zu ziehen, „Nein" zu sagen und Entscheidungen zu treffen. Das Feuerzeichen Löwe regiert die Tage der Augustfeuer. Der zweite Blick gilt den Projekten und Zielen, die in diesem Jahr gereift sind. Was wurde mit Gedankenkraft und Taten gesät und steht jetzt zur Ernte bereit? Nicht immer stellen wir uns gerne den Auswirkungen unseres Handelns. Erst, wenn wir Verantwortung übernehmen, können wir reifen.

Für ein Räucherritual, das unsere Wahrnehmung für die uns umgebende Energie verfeinert, eignen sich:
Dost, Eberraute, Eichenrinde, Eisenkraut, Heiligenkraut, Kamille, Kiefer, Königskerze, Labkraut, Lindenblüten, Mariendistel, Mädesüß, Meisterwurz, Melisse, Pfingstrose, Quendel, Rainfarn, Rosmarin, Salbei, Schafgarbe, Wegwarte und Weißdornblüten.

Herbst-Tagundnachtgleiche / Alban Elved, Mabon

21. September

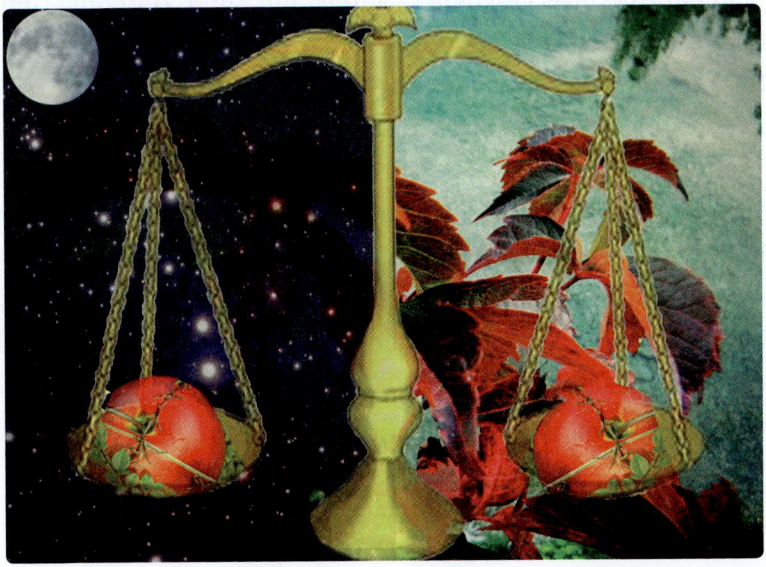

Dieses Fest symbolisiert die Balance von Licht und Dunkelheit als Spiegelbild der Frühlings-Tagundnachtgleiche. Das Ende des Sommers ist gekommen und wir wissen, dass wir auf die Zeit der zunehmenden Dunkelheit zugehen. Die Natur schüttet ihr Füllhorn an reicher Ernte über uns aus. Rundum wird geerntet und für den Winter haltbar gemacht. Der Apfel ist das Symbol dieser Zeit, das Zeichen für die Lebensernte. Avalon – Apfelland – nannten die Kelten das Jenseits. Die christliche Religion feiert diesen Jahresabschnitt mit dem Erntedankfest.

In einem Ritual kann man sich jetzt mit den Themen der Ernte sowie des Gebens und des Nehmens einen Augenblick des Innehaltens schenken. Welche Erfahrungen hat man rückblickend in diesem Jahr gemacht, was hat man geerntet? Uns wird in reichem Übermaß geschenkt. Nun ist ein guter Zeitpunkt, um Bilanz zu ziehen und für alles, was man erreicht hat, zu danken. Das bedingt auch, dass man den Menschen dankt, die uns unterstützen und mit ihren Erfahrungen zur Seite stehen.

Für ein Ritual, das Erkenntnisprozesse, die mit diesen Themen in Zusammenhang stehen, unterstützt, können Sie diese Räucherpflanzen verwenden:
Beinwellwurzel, Eberraute, Ehrenpreis, Frauenmantel, Goldrute, Kamille, Koriandersamen, Labkraut, Melisse, Rainfarn, Rose und Schafgarbe.

Allerheiligen / Samhain
1. November

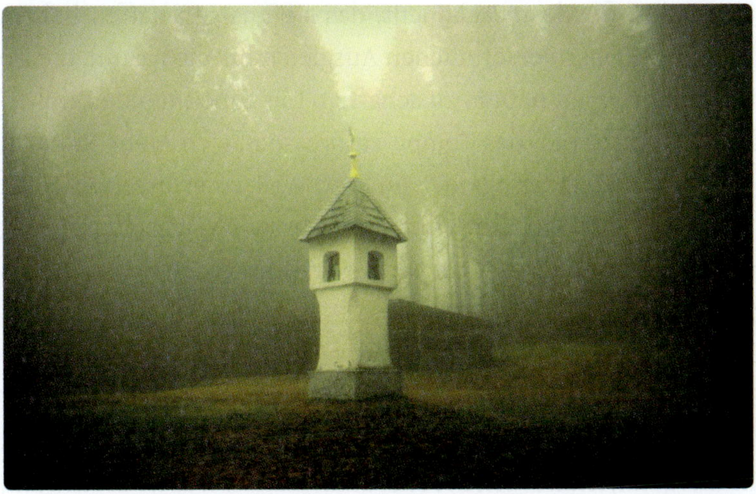

Rückzug, Einkehr und geistige Sammlung kennzeichnen die energetische Qualität dieser Zeit. Die grauen Nebeltage ziehen ins Land und überall beginnt die Natur, sich auf den Winter vorzubereiten. Die Vegetationskräfte ziehen sich in die Erde zurück, um zu ruhen und Kraft für einen neuen Zyklus zu sammeln. Die Bäume strecken ihre entlaubten Astarme in den dunklen Himmel, als wollten sie das spärliche Licht aufsaugen. Für unsere keltischen Vorfahren übernahmen nun der Totengott Samhain und die dunkle Göttin Morrigan das Zepter. Der November hieß auch Schlachtermonat, denn nun wurden die Tiere, die Nahrung für den Winter waren, geschlachtet und ihr Fleisch haltbar gemacht.

Stille senkt sich über das Land. Jetzt ist der Schleier zwischen den Realitäten hauchzart und es ist möglich, mit den Ahnen Kontakt aufzunehmen, ihren Rat und ihre Hilfe zu erbitten, oder Abbitte zu leisten für Versäumtes und Verletzendes. Jetzt ist es Zeit, für das Fundament, das sie uns geschaffen haben, zu danken, oder versöhnlichen Ausgleich für die Lasten, die sie uns hinterlassen haben, zu schaffen. Die zunehmende Dunkelheit lädt dazu ein, das Tempo zu drosseln, sich mehr Ruhe zu gönnen und das Gefüge der inneren Welt zu erforschen. Nach Aktivität lehrt uns die Natur nun Passivität, Verlangsamung und den Rückzug in uns selbst, um Kraft für einen neuen Zyklus zu schöpfen.

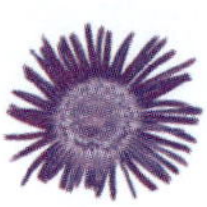

Räucherpflanzen für diese Jahreszeit sind:
Beinwellwurzel, Ehrenpreis, Eibe, Engelwurz, Holunderholz, Immergrün, Iriswurzel, Lebensbaum, Meisterwurz, Mistelkraut, Propolis, Quendel, Raute, Stechpalme, Wegwarte, Weißdorn und Ysop.

Wintersonnenwende / Alban Arthuan, Julfest
21. Dezember

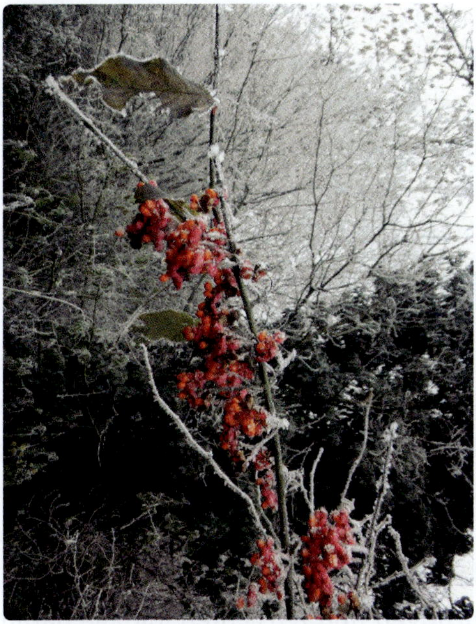

Die Weihnachtszeit ist von besonders feinstofflichem Wirken geprägt. Die Tore zu geistigen Dimensionen sind weit geöffnet. Die Adventzeit bietet sich für die Suche nach der Stille in uns an. Die Wintersonnenwende am 21. Dezember beendet die Herrschaft der Dunkelheit. Das Spiegelbild zur Sommersonnenwende ist erreicht und ein neuer Zyklus beginnt. In der dunkelsten Nacht des Jahres sollte es nach der Überlieferung unserer Vorfahren möglich sein, in die Zukunft zu sehen und die Schicksalsfäden neu zu verweben. In dieser Nacht wurde tief im

Schoß der Erde das Licht neu geboren. In der Julnacht wurden alle Feuer gelöscht und dann das Feuerkind rituell gerufen, um die Flammen neu zu entfachen. Das Wort „Jul" hat seinen Ursprung im Skandinavischen und bedeutet „Rad" (Jahreskreislauf, Jahresrad). Das Julfest ist der Beginn des Jahreskreislaufs. Unter der Erde beginnt sich Wachstumsenergie zu ballen, um im Frühling hervorzubrechen. Dieses Kräftesammeln und Bündeln, die Vision neuer Projekte sowie die Fokussierung auf den neuen Zyklus prägen die Energie dieser Jahreszeit. Wenn die „Wilde Jagd" über das kältestarre Land braust, webt unser Geist die Fäden der Zukunft.

In der dunkelsten Nacht des Jahres kann man bei einem Ritual das Alte, Erstarrte im abgelaufenen Zyklus zurücklassen. Wenn Sie die traditionellen Kräuter der Wintersonnenwende verglimmen, schicken Sie symbolisch mit dem aufsteigenden Rauch alles, was Sie aus Ihrem Leben entlassen möchten, in die Weiten des Universums. Verabschieden Sie es mit Dankbarkeit für die Erfahrungen und Einsichten, die Sie daraus gewonnen haben. Zünden Sie ein Licht an, als Symbol für das Licht in Ihnen, für das strahlende Licht der Erwartung und Hoffnung, das Sie in einen neuen Zyklus begleitet. In der kommenden Zeit der Rauhnächte können Sie Pläne schmieden, das Orakel befragen, aufgeschobene Angelegenheiten regeln, den Rat der geistigen Welt suchen und die Weichen für Ihr Leben neu stellen.

Räucherpflanzen für ein Wintersonnenwenderitual sind:
Alant, Beifuß, Eichenrinde, Eisenkraut, Fichtenharz, Haselnussholz, Holunderblüte und -holz, Hopfen, Johanniskraut, Kiefern-

harz, Königskerze, Mistelkraut, Propolis, Schafgarbe, Sonnenhut und Weißdornblüten.

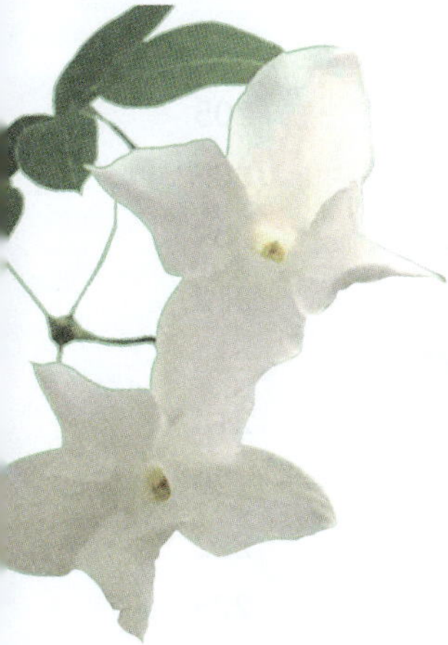

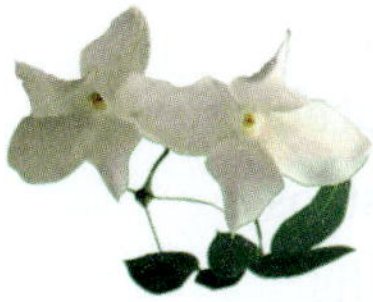

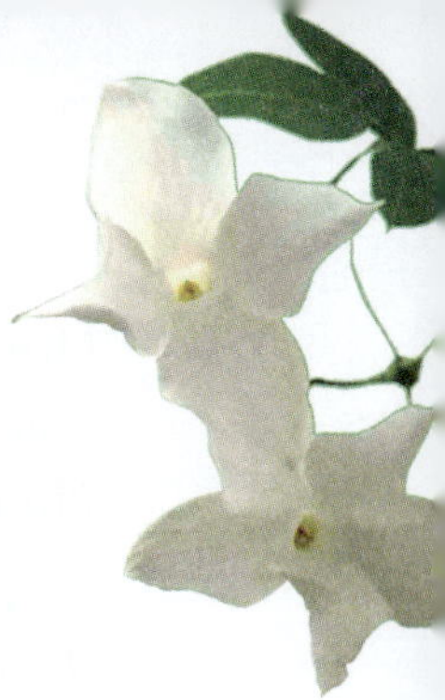

IV

Pflanzenporträts A - Z

Alant

Inula helenium

Synonyme:
Darmwurz, Donnerwurzel, Edelwurz, Elfenampfer, Fadenwurzel, Gottesauge, Odinskopf, Schlangenwurzel, Sonnenwurz, Wodanskraut

Sonne im Herzen

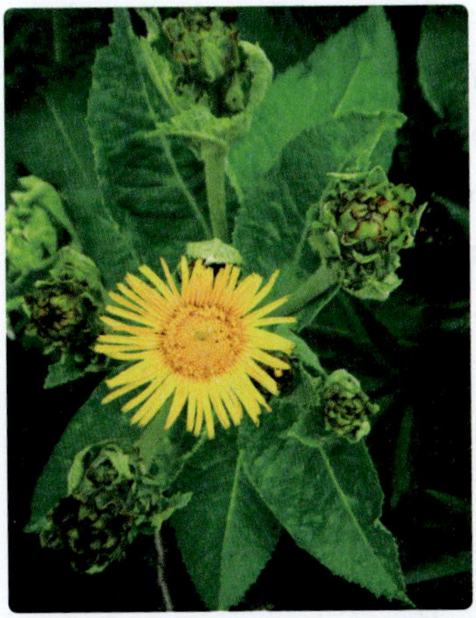

Alant ist eine der ältesten europäischen Heilpflanzen, die von keltischen Stämmen auf ihren Wanderzügen von Innerasien nach Europa gebracht wurden. In der imposanten Pflanze mit dem stattlichen Wuchs drückt der Planetenkönig Jupiter sein majestätisches Wesen aus. Bietet man so einem königlichen Pflanzengast einen Platz im Garten an, so muss daher natürlich auch für ausreichend Raum gesorgt werden.

Die Überlieferung berichtet, der Alant sei aus den Tränen der schönen Helena entstanden, als sie um ihren Geliebten Paris weinte. Vermutlich half er ihr auch mit seiner Sonnenkraft, ihre Traurigkeit zu überwinden. Als Heilpflanze wurde Alant bei Erkrankungen der Lunge, der Atemwege, und in der Frauenheilkunde eingesetzt. Die strahlenden, sonnenförmigen Blüten auf den verzweigten Stängeln ziehen das Elfenvolk in seine Nähe. Der Glaube an die Lichtkraft der „Sonnenwurz" ist im einfachen Volk seit Jahrhunderten verankert. Weit in die keltische und slawische Kultur zurückreichend wurde die Alantwurzel in der dunklen Jahreszeit geräuchert, um mit ihrer Sonnenkraft Traurigkeit und Melancholie zu vertreiben. Mit dem warmen, freundlichen Duft begrüßte man zur Wintersonnenwende das Wiedererwachen der Lichtkräfte. In rituellen Räucherungen war der Lichtbringer eine starke Schutzkraft gegen „Verzauberung" und die Mächte der Finsternis. Die Völker des Nordens, die der Herrschaft des dunklen Winters lange ausgesetzt waren, zollten diesem Pflanzengeist besonderen Respekt. Sie verbanden ihn mit ihrem Gott Odin (südgermanisch Wodan), dem zauberkundigen Urschamanen Alteuropas, und gaben dem Alant die Namen Odinskopf und Wodanskraut.

Räucherung:

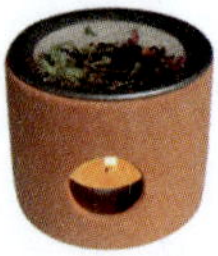

Alantwurzel duftet in der Verräucherung warm, weich und heimelig. Der Duft erfüllt uns mit Lichtenergie, die sowohl trübe Stimmungen und Stress heilsam ausgleicht, als auch Kraft und Selbstwertgefühl aktiviert. Räucherungen zu den Sonnenwenden sollten unbedingt Alant enthalten.

Sammeltipps:

Alant ist hauptsächlich in Gärten zu finden, wo er allerdings genügend Platz braucht. Die Wurzel wird in der Ruhephase, im Oktober, ausgegraben.

Apfelminze

Mentha Suaveolens

Synonyme:
Rundblättrige Minze, Wohlriechende Minze

Aktiv sein

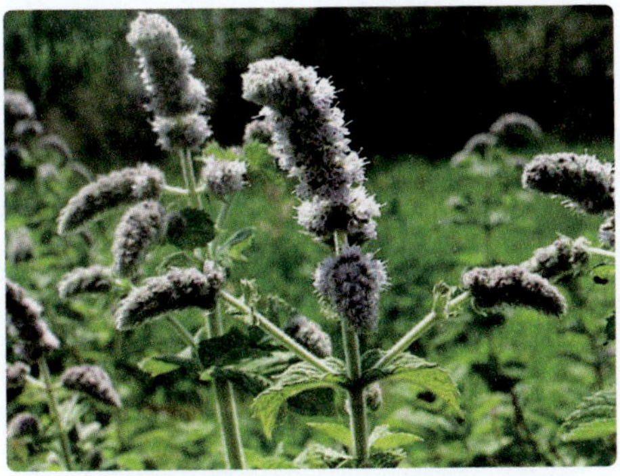

Die griechische Nymphe Mentha war die Namensgeberin für alle Minzearten. Sie war die Geliebte des Gottes Hades. Um sie vor der Wut seiner Frau Persephone in Sicherheit zu bringen, verwandelte er Mentha in eine Minze.

Unter den vielen Minzearten sticht die Apfelminze durch ihren geringen Mentholgehalt heraus. Pflanzt man sie im Garten an ein feuchtes Plätzchen mit ausreichendem Nährstoffgehalt, wird sie sich gern und rasch ausbreiten. Jeder, der verschiedene Minzesorten kultivieren möchte, wird feststellen, wie gerne sich die Arten zu neuen Varianten kreuzen. Die Ausdauer dieser Pflanze wird durch das expansive Vermehrungssystem über unterirdische und oberirdische Ausläufer offenkundig. Die großen, weichen Blätter der Apfelminze verströmen einen angenehmen Duft, der tatsächlich an Äpfel erinnert. Bei näherer Betrachtung zeigt sich, dass die wohlriechende Venusnatur auch einen kämpferischen Marsaspekt hat, der wachrüttelt und die Tatkraft aktiviert. Überdies steht die Apfelminze unter dem Einfluss des Mondes, der intuitive, unbewusste Prozesse lenkt und die Yin-Kräfte stärkt.

Bis ins Mittelalter war die Minze als Liebesmittel bekannt und in Verwendung. Als Symbol ihrer leidenschaftlichen Zuneigung trugen Braut und Bräutigam Minzekränze, die man „Venuskrone" nannte. Magisch Kundige förderten mit Hilfe von minzehaltigen Elixieren die Hellsichtigkeit.

Räucherung:

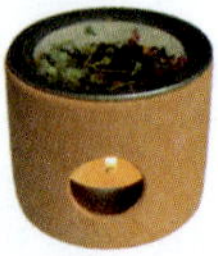

Der Duft erfrischt, aktiviert die Energiereserven und sorgt für einen klaren, wachen Geist. Die mondhafte Seite der Minze fördert Intuition und bewusstes Traumgeschehen. Minze kann man in Ritualräucherungen von Imbolc bis Beltane mit dem Fokus auf die erwachenden und raumgreifenden Wachstumskräfte der Erde einsetzen.

Sammeltipps:

Um in den Genuss eines intensiven Aromas zu kommen, erntet man die Blätter vor der Blüte.

Baldrian

Valeriana officinalis

Synonyme:
Augenwurzel, Balderjan, Dreifuß, Elfenkraut, Hexenkraut, Hexenrauchwurzel, Katzenkraut, Krampfwurzel, Mondwurzel, Marienwurzel, Wielandswurz

Selbstachtung

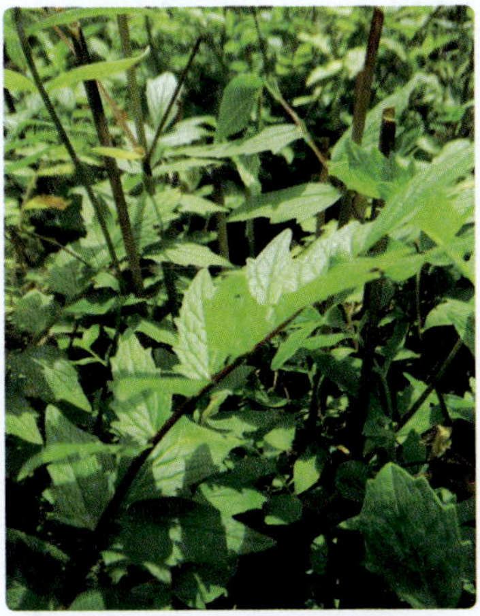

„Baldrian, Dost und Dill, da kann die Hex nit, wie sie will". Dieser Spruch unserer Ahnen sagt schon viel über den Gebrauch und die Wertschätzung für den Baldrian aus. Als Schutzkraft gegen destruktive Mächte genoss die Pflanze hohes Ansehen in der Volksmagie. Der starke Bezug zur Magie ist auch aus dem Namen „Hexenrauchwurzel" zu erkennen. Der germanische Lichtgott Baldur gab dem Baldrian seinen Namen und die Lichtkraft, mit der er unsere Seele erhellt. Die bevorzugten feuchten Standorte in Wiesen und Wäldern oder in unmittelbarer Gewässernähe bringen das Mondhafte der Pflanze in Erscheinung. So verzaubert und verschwiegen sind die Plätze, an denen uns die hellrosa, schirmförmige Blüte entgegen leuchtet, dass feinfühlige Menschen Elfen und Wasserwesen in verspieltem Treiben rund um den Baldrian wahrnehmen können. Am besten sammelt man die Blüten in Vollmondnächten, damit sie uns in ihre feenhaften Schwingungen hüllen können. Der hohe, schlanke Stängel und die gefiederten Blätter weisen auf das merkurische, leichte Element des Pflanzenwesens hin. Der flinke Götterbote Merkur war Überbringer von Botschaften und Reisender in die Ebenen der göttlichen und menschlichen Welt gleichermaßen. Die Pflanzenwesen unter seiner Herrschaft sind Kanäle für Informationen und Kontakte, um die verschiedenen Seinsebenen zu verbinden.

Wie sehr sich der Baldrian im Blickfeld unserer Vorfahren befand, zeigen die vielen volkstümlichen Namen. Augenwurzel ist einer dieser überlieferten Namen. Das Wissen um die Verwendung dieser Heilpflanze als Medizin für die Augen ist beinahe vergessen. Baldrian erhellt auch das innere Auge und öffnet für intuitives Wahrnehmen. Katzen, die magischen, sinnlichen Tiere der germanischen Göttin Freya und der Hexen, lieben das Katzenkraut, den Tollerjahn, mit seinem erotisierenden Duft. Unsere Ahnen verwendeten die Wurzel für Binde- und Liebeszauber und als Amulett mit hoher Schutzkraft. Der Überlieferung nach ritt die germanische Göttin Bertha auf einem hopfengezäumten Hirsch und mit einer Gerte aus Baldrian durch die Wälder. Hopfen und Baldrian sollten die männliche Sexualkraft in der Verkörperung des Hirsches zügeln. Heute ist Baldrian vorwiegend als nervenstärkendes, beruhigendes und schlaffördernde Mittel in Gebrauch.

Räucherung:

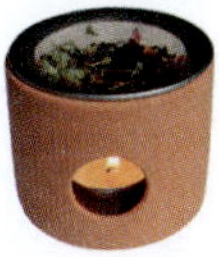

Für den Gebrauch in der Verräucherung gilt der Grundsatz „weniger ist mehr“, da der Geruch sonst zu intensiv wird. Der aphrodisierende Charakter ist eine gute Komponente in Räuchermischungen, welche die überschwängliche Lebenslust zu Beltane hervorheben. Der Duft der verräucherten Blüten fördert die Wahrnehmungsfähigkeit, stärkt das innere Auge und aktiviert das Traumgeschehen. Vor allem aber weist Baldrian den Weg zu Selbstwertgefühl und Selbstachtung.

Sammeltipps:
Die Blüten werden am besten in einer Vollmondnacht geerntet. Die Wurzel wird im Frühjahr oder im Herbst, wenn sich die Wachstumskräfte zurückziehen, ausgegraben.

Beifuß

Artemisia vulgaris

Synonyme:
Besenkraut, Frauenwurz, Johannisgürtel, Moxakraut, Mugwurz, Sonnwendgürtel, Wilder Wermut

Hüter der Schwelle

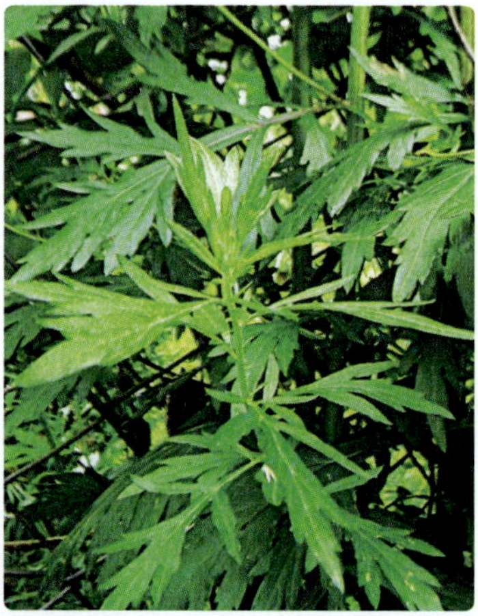

Beifuß ist eine alte Heil-, Schutz- und Zauberpflanze und ein Eckpfeiler unserer Räuchertradition. Die Pflanze ist mit kargen Böden zufrieden und auf Ödland, Schuttplätzen sowie an Wegrändern anzutreffen. Der charakteristische rote Stängel weist auf die Marskräfte hin, die sich im kraftvollen Wesen der „Machtwurz" manifestieren. Mars, der archetypische Eroberer, ist die Verkörperung der männlichen Sexualität. Beifuß gilt als potenzstärkend und war in der magischen Tradition ein Mittel, um angezauberte Impotenz zu lösen. Der Einfluss des grauen, strengen Planetengottes Saturn ist im bitteren Geschmack der graugrünen Blätter bemerkbar. Die Bitterstoffe wirken appetitanregend und verdauungsfördernd. Sie sorgen mit einem Wort dafür, dass Umwandlungsprozesse unterstützt werden und keine Rückstände liegenbleiben. Dieselbe Unterstützung gewährt der Beifuß auf der feinstofflichen Ebene, indem er Transformationsprozesse kraftvoll vorantreibt. Als Artemisiagewächs ist er der griechischen Göttin Artemis geweiht, der viele Kräuter mit Wirkung auf die weiblichen Geschlechtsorgane zugeordnet sind. Seine krampflösende Wirkung öffnet den weiblichen Schoß, um den Eintritt der Seele in das irdische Dasein vorzubereiten.

Der schamanische und rituelle Gebrauch dieser Pflanze lässt sich sehr weit zurückverfolgen. In der keltischen und germanischen Kultur waren Räucherungen mit Beifuß zu den Sonnenwenden üblich, um den Übergang in einen neuen Abschnitt im Jahreszyklus zu begleiten. Der Name „Machtwurz" zeigt die Verehrung, die unsere Ahnen dieser magischen Schutzpflanze entgegenbrachten. Sie wiesen ihr nicht nur eine zentrale Position in der „Neun-Kräuter-Magie" zu, sondern vertrieben mit dem würzigen Räucherduft auch die Mächte der Finsternis und Krankheitsdämonen.

Der Korbblütler hat berühmte Verwandte. Sage (Artemisia ludoviciana) ist eine Beifußart der nordamerikanischen Völker, die in den Schwitzhütten rituell verwendet wird. In China ist die Moxibustion mit Beifußzigarren üblich. Dabei werden bestimmte Akkupunkturpunkte mittels Hitzereiz aktiviert.

Räucherung:

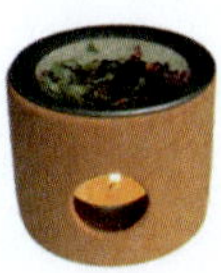

Der würzige Räucherduft wirkt entspannend und wärmt den ganzen Organismus. Beifuß unterstützt Transformationsprozesse und verleiht Kraft, um loszulassen, über die Schwelle zu gehen und Neues anzunehmen. Für Räucherrituale zu den Sonnenwenden und in den Rauhnächten ist der „Hüter der Schwelle“ eine zentrale Räucherpflanze, um den Übergang in einen neuen Jahresabschnitt zu begleiten. In Schutz- und Reinigungsräucherungen kann man auf die Kraft der „Machtwurz“ vertrauen.

Sammeltipps:
Beifuß ist an Wegrändern, an Ufern und Schuttplätzen sehr häufig anzutreffen. Es gibt sehr attraktive Beifußarten für den Garten, die anspruchslos und pflegeleicht sind. Für die Räucherung kann man das ganze Kraut mit der Blütenrispe kurz vor der Blüte ernten.

Beinwell

Symphytum officinale

Synonyme:
Beinwurz, Bienenkraut, Glotwurzel, Heilwurzel, Honigblume, Hundszunge, Milchwurz, Wallwurz, Schwarzwurz

Erdung und Ausrichtung

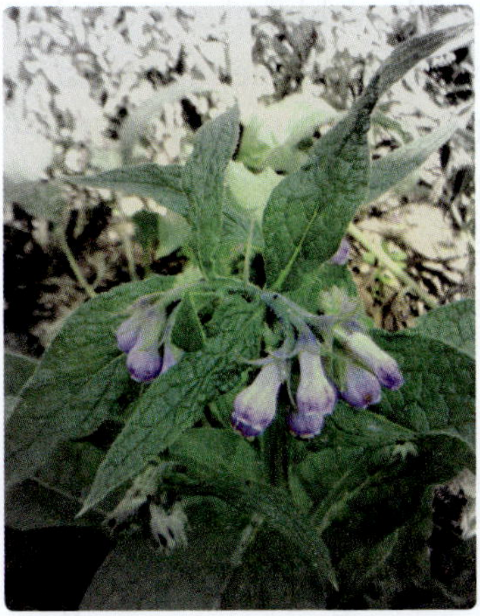

Die Wertschätzung für diese Heilpflanze reicht weit in die vorchristliche Zeit zurück. Ihre Kräfte sind bereits aus ihrem Namen ersichtlich. Während *Bein* ein altes Wort für Knochen ist, stammt der Wortteil *well* von *wallen*, was soviel wie zusammenwachsen bedeutet. Seit grauer Vorzeit wurden Knochenbrüche, Zerrungen und Prellungen mit Beinwell behandelt und geheilt. Paracelsus und Hildegard von Bingen nannten ihn *consolida.* Diese Bezeichnung hängt mit dem lateinischen Wort *solidare*, in der Bedeutung von *festmachen* oder *gesundmachen*, zusammen und weist wiederum auf die Heilkräfte hin, mit denen man es hier zu tun hat. Das äußere Erscheinungsbild der Pflanze erscheint seltsam widersprüchlich. Die großen, raumgreifenden Blätter sind rau behaart und von einem netzwerkartigen Muster überzogen, das bei näherer Betrachtung an die Oberfläche eines Knochens erinnert. Berührt man sie, so versteht man die Zugehörigkeit zur Familie der Raublattgewächse. Aus der dominanten Blätteranordnung erheben sich zarte Blüten von weißgelber oder blauvioletter Farbe. Sie sind voll von süßem Nektar, der Bienen und Hummeln anzieht. Dieser Austausch mit der Tierwelt ist wichtig, denn der Beinwell benötigt für die Bestäubung langrüsselige Hummeln. Die alten Pflanzenkundigen stellten den Beinwell unter die Herrschaft Saturns, dessen Wirken sich im menschlichen Körper demnach über die Knochen, die Milz und auch die Sinne manifestiert. Die weiße, schleimige Wurzel ist von einer schwarzen Haut überzogen. Der schleimig-wässrige Aspekt ist Ausdruck der Mondkräfte, die ihr Wirken auch in den fleischigen Blättern entfalten. Ordnende Saturnkräfte, die eine klare Linie mit dem Blick auf das Wesentliche der Dinge fordern, verbinden sich mit dem Mondeinfluss, der die feinfühlige Wahrnehmung fördert.

Seit einiger Zeit ist die Pflanze mit der jahrhundertelangen volksmedizinischen Tradition in Apotheken und im Kräuterhandel nicht mehr erhältlich, da sie angeblich kanzerogene Stoffe enthält. Allerdings sind noch Salben mit einem geringen Beinwellanteil zur äußeren Anwendung im Handel.

Räucherung:

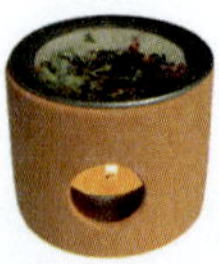

Die Verräucherung der Wurzel fördert den Abbau alter, verhärteter Strukturen, die sich in hartnäckigen Blockaden äußern. Die Duftimpulse helfen, den Blick auf das Wesentliche zu richten und die klare Linie zu erkennen, der es zu folgen gilt. In

Verbindung mit einer erhöhten Wahrnehmungsbereitschaft erleichtert es das Erkennen und Verstehen von Handlungsmustern. Der warme, angenehme Duft schafft eine entspannte Wohlfühlatmosphäre und wirkt mit seiner Ausrichtung auf Erdung aufbauend und kräftigend.

Sammeltipps:
Die Wurzeln werden zeitig im Frühling oder Herbst ausgegraben, gewaschen und in Stücke geschnitten. Anschließend werden die Teile an der Sonne getrocknet, um Schimmelbildung zu vermeiden. Eine Alternative ist die Trocknung bei mäßiger Hitze im Backofen. Um das Überleben der Pflanze nicht zu gefährden, nimmt man immer nur einen Teil der Wurzel.

Birke

Betula pubescens
Betula pendula

Synonyme:
Besenbaum, Hängebirke, Harzbirke, Hexenbesen, Maibirke, Rauchbirke, Warzenbirke, Weißbirke

Neubeginn

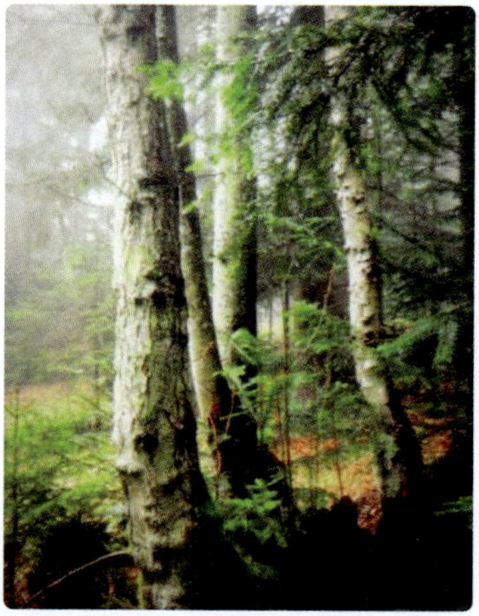

Der Baum der keltischen Frühlingsgöttin Brigid ist ein Symbol für das Erwachen der Natur im Frühling. Die Namen *Birke* und *Brigid* leiten sich aus der selben indoeuropäischen Wurzel bher(e)g – *hell glänzend* – ab. Nach der letzten Eiszeit war die Birke der erste Baum, der sich nach der Gletscherschmelze bei uns angesiedelt hat. Ihre Fähigkeit, dem Boden mit ihrem weitverzweigten Wurzelsystem viel Wasser zu entziehen, kam ihr dabei zugute. Dieser große Wasserbedarf weist auf den Mondeinfluss hin, dem die Birke unterliegt. Der bis zu 30 Meter hohe Baum mit der charakteristischen weißen Rinde ist in den gemäßigten kalten Zonen verbreitet. Im Alter überzieht sich die helle Rinde mit schwarzen Rissen. Die biegsamen, schlanken Zweige mit ihrer tänzerischen Anmut zeigen das Prinzip Merkurs, das den Geist beflügelt und inspiriert. Im schlanken, weißen Stamm ist Venus mit all ihrer Schönheit, Anmut und Leuchtkraft ausgeprägt. Birkensaft ist harntreibend und reinigend. Als Frühjahrskur genossen, bringt er den ganzen Organismus in Schwung. Der Baum ist sehr winterhart. Das Holz weist einen hohen Teergehalt auf und ist daher ein ausgezeichnetes Brennholz.

Nach der langen Dunkelheit des Winters wurden Haus und Hof mit Birkenbesen gereinigt, um das Wiederaufleben der Vegetationskräfte zu begrüßen. Die Birke steht mit den Themen Neuanfang und Wiedergeburt in Verbindung. Unsere Vorfahren fertigten die Wiegen der Kinder aus Birkenholz an. Aus der Rinde wurden Schuhe, Umhänge und Behälter aller Art hergestellt. Ötzi, der Mann aus dem Eis, trug einen solchen Behälter bei sich. In den nördlichen Kulturen war die Birke der Schamanenbaum, der die Welt der Götter mit der der Menschen und der Unterwelt verband. Fliegenpilze suchen die Nähe der Birke. Der Pflanzengeist dieses Pilzes vernetzte die spirituell Reisenden mit den Sphären anderer Realitäten.

Räucherung:
Birkenrinde duftet in der Verräucherung sehr zart und leicht, mit einem Hauch von Süße. Der Duft schenkt Leichtigkeit und Flexibilität. Phasen der Veränderung, in denen man einen offenen Blick braucht, werden von diesem Aroma unterstützt. Das Verglimmen der zarten Rinde begünstigt zudem Erneuerung und Neubeginn.

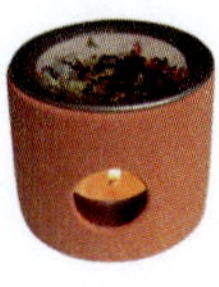

Sammeltipps:
Verwendet wird die hauchzarte, helle Rinde, die man vorsichtig und nur oberflächlich abzieht.

Dost

Origanum Vulgare

Synonyme:
Badkraut, Lungenkraut, Oregano, Wilder Majoran, Wohlgemut

Über unsere Grenzen wachsen

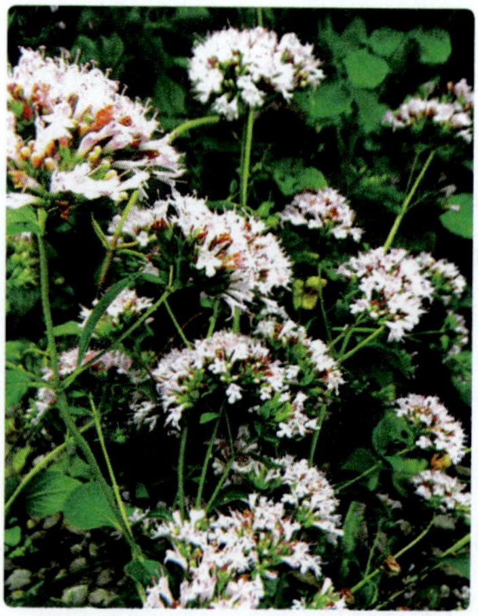

Dost ist ein Einwanderer aus dem Mittelmeergebiet. Der kleine Lippenblütler bevorzugt warme, sonnige, karge Standorte. Er ist allerdings in seiner Ausbreitung dermaßen raumgreifend, dass er sich auch mit Plätzen zufriedengibt, die nicht seiner Vorliebe entsprechen. Diese Flexibilität, sich dort anzusiedeln, wo sich ihm die Möglichkeit bietet, birgt merkurische Qualitäten. Als Gewürzkraut ist er dem Gartenmajoran ähnlich, allerdings ist der Dost intensiver im Geschmack.

Der relativ hohe Anteil an ätherischen Ölen, allen voran Thymol, verleiht ihm seinen würzigen, kräftigen Duft und die reinigenden Heilkräfte. Die bekannte Gewürzpflanze hat eine durchwärmende, entkrampfende und entspannende Wirkung. Verdauung und Stoffwechsel werden günstig beeinflusst. Der „Wohlgemut" hat auch auf der feinstofflichen Ebene einen lösenden und entspannenden Einfluss. Unsere Ahnen verwendeten die reinigende Energie des Dosts für schutzmagische Räucherungen. Sie waren der Überzeugung: „Baldrian, Dost und Dill, da kann die Hex nit, wie sie will". Sonnen- und Merkurkräfte offenbaren sich in der aromatischen Gewürzpflanze als ein Spannungsfeld von Feuer und Luft. Der wärmenden, stärkenden Wirkung steht die Auflösung eines destruktiven Energieübermaßes entgegen.

Räucherung:
Der aromatische Duft entspannt stressgeplagte, nervöse Menschen. Die Sonnenduftimpulse dieses Pflanzenwesens stärken das innere Lebensfeuer und schenken Mut und Kraft, um über unsere Grenzen hinauszuwachsen. Dost ist für Reinigungsräucherungen zu empfehlen, wenn Fremdenergie neutralisiert werden soll.

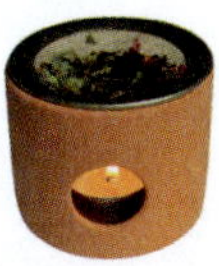

Sammeltipps:
Dost wächst bevorzugt auf sonnigen Hanglagen und Wiesen. Auch im Garten verbreitet er sich außerhalb der Beetkulturen gerne und rasch. Im August wird die Pflanze geerntet und in Bündeln kopfüber getrocknet.

Eberraute

Artemisia abrotanum

Synonyme:
Aberraute, Eberreis, Elfrad, Gertel, Giftwurz, Herrgott'shölzl, Schoßwurz, Stabwurz, Zitronenkraut

Kraft aufbauen

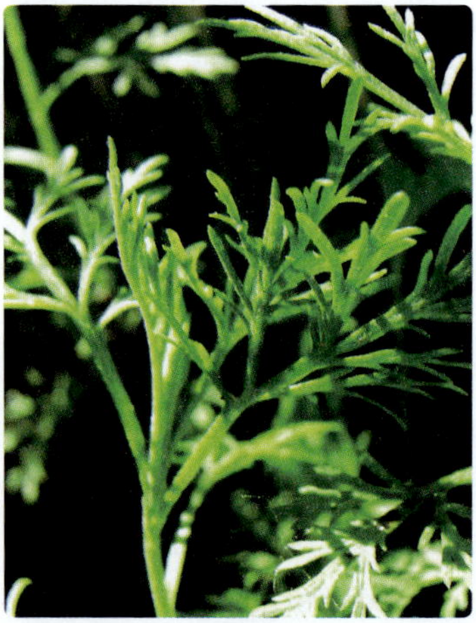

Der volkstümliche Name Aberraute weist darauf hin, dass die Eberraute eine falsche (aber) Raute ist. Tatsächlich zählt sie zu den Artemisiagewächsen, die der griechischen Göttin Artemis geweiht waren. Als Schutzgöttin der Gebärenden waren Artemis viele Frauenkräuter zugeordnet, die die Geburt unterstützen oder – so wie die Eberraute – menstruationsfördernd sind. Für Schwangere ist daher Vorsicht geboten. Dieses Kraut aus der Familie der Korbblütler liebt trockene Böden auf Ödland und Schuttplätzen.

Die alten, astrologisch bewanderten Kräuterärzte ordneten die Eberraute mit ihren fein gefiederten Blättern vorwiegend Merkur zu, der den Stoffwechsel beeinflusst. Im scharfen, bitteren Geschmack zeigt sie sich von ihrer feurigen Seite. Die Bitter- und

Gerbstoffe regen die Bildung von Magen- und Gallensaft an. Die reinigenden Kräfte verhindern, dass sich Würmer im Körper festsetzen, und vertreiben die Motten aus dem Schrank. Unsere Vorfahren erkannten die abschreckende Wirkung der Eberraute auf dunkle Mächte und verräucherten sie daher zum Schutz gegen Druden, Hexen und Zauberei. Aus diesem Grund zählte sie zu den „Neunerlei Kräutern", die Haus und Hof schützten. In den Rauhnächten hielt der duftende Rauch die Unholde und Dämonen, die im Heer der „Wilden Jagd" mit der Göttin Percht über das winterliche Land zogen, von Haus und Stall fern. Allerdings vermag das magische Kraut nicht nur Dämonen und Zauber fernzuhalten, sondern kann auch Liebe anzaubern. Diese Liebe hält zwar nicht lange an, kann aber dennoch „Maiden's Ruin" sein, wie der englische Name der Eberraute besagt.

Räucherung:
Das kräftige Aroma beflügelt müde Geister und vertreibt zugleich Quälgeister aller Art. Eine Räucherung in den Rauhnächten schenkt Kraft und Vertrauen, damit Pläne im neuen Jahreszyklus erfolgreich umgesetzt werden können. Für Schwangere ist eine Räucherung der Eberraute nicht geeignet.

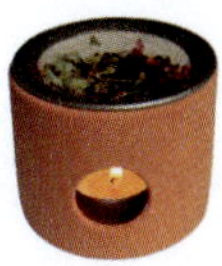

Sammeltipps:
Eberraute gedeiht sehr gut im Garten. Sie blüht von Juli bis September und wird zu dieser Zeit gesammelt. Die oberen Pflanzenteile werden geerntet und kopfüber in Büscheln getrocknet.

Ehrenpreis

Veronica officinalis

Synonyme:
Allerweltsheil, Frauenlist, Gewitterblume, Grindheil, Grundheil, Heil aller Schäden, Männertreu, Nebenauf, Veronika, Sta up en ga weg, Viehkraut

Den Überblick bewahren

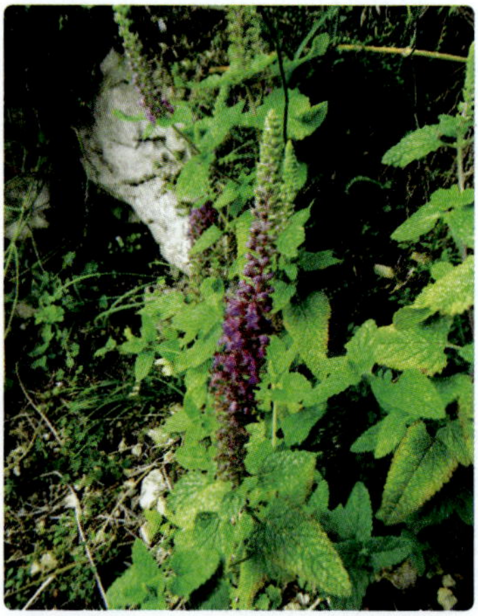

Der Ehrenpreis entstammt einer überaus artenreichen Familie. Während er früher den Braunwurzgewächsen zugeordnet wurde, verweisen ihn neue Zuordnungskriterien in die Gattung der Wegerichgewächse. Die vielen volkstümlichen Namen der kleinen Pflanze werfen ein Licht auf die Wichtigkeit und lange Heiltradition des Ehrenpreises. Seine Heilkräfte, die sich beinahe auf den ganzen Körper erstrecken, wussten bereits die Kelten zu schätzen. Im Mittelalter vertraute man auf ihn, um gegen die Pest zu Felde zu ziehen. Die Kräuterfrauen der Neuzeit, wie Maria Treben und Mellie Uylert, sahen neben den zahlreichen körperlichen Heilwirkungen auch seine Kraft, den überforderten Geist und die geschundene Seele wieder ins Gleichgewicht zu bringen.

Moderne Seuchen wie Nervosität, geistige Überanstrengung und Schwermut erfahren ebenso Linderung, wie ein von Liebeskummer gebrochenes Herz.

In der Steiermark hatte der Ehrenpreis mit dem volkstümlichen Namen „Nebenauf" im Reigen der Wetterpflanzen eine wichtige Funktion. Traditionellerweise wurde am 3. Februar, dem Blasitag, den Luftgeistern geopfert, indem man ein Schüsselchen mit Mehl vor das Haus stellte. Bei aufziehendem Gewitter wurde der „burrende" Wind mit Ehrenpreis versöhnt. Man legte das Kraut auf einen Tisch und stülpte die Milchschüssel darüber, damit sich die aufgebrachten Luftgeister beruhigten.

Räucherung:
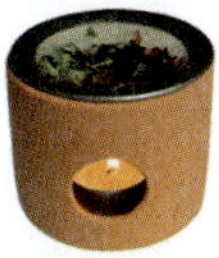
Eine Räucherung mit Ehrenpreis hilft, die Ruhe wieder herzustellen, wenn das Leben aus den Fugen geraten ist. Der Duft hat einen ordnenden Faktor, der den überanstrengten Geist ebenso ins Gleichgewicht bringt wie ein überreiztes Nervenkostüm. Wenn die innerliche „Gewitterstimmung" Beruhigung erfährt, gewinnt man den Überblick über die momentane Lebenssituation zurück, sodass eine Einschätzung des eigenen Handelns mit den daraus resultierenden Folgen möglich wird. In den Rauhnächten unterstützt eine Ehrenpreisräucherung das Erkennen der realen Ausgangssituation, wenn Pläne und Projekte für den kommenden Zyklus erstellt werden.

Sammeltipps:
Ehrenpreis wächst auf trockenen Plätzen im Wald, an Waldrändern und auf Wiesen. Wem die Suche zu mühsam ist, der

kann ihn problemlos im Garten ziehen. Nachdem es sehr viele Ehrenpreisarten gibt, sollte man beim Pflanzenkauf auf die lateinische Bezeichnung achten. Während der Blütezeit von Juli bis August wird die ganze Pflanze geerntet und im Schatten getrocknet.

Eibe

Taxus baccata

Synonyme:
Ibe, Kantelbaum

Sinnsuche

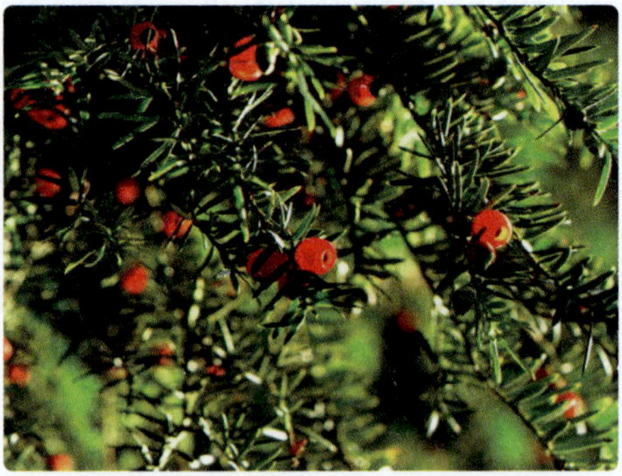

Der lateinische Name *Taxus* leitet sich vom griechischen Wort *toxon* (Bogen) her. Unsere Vorfahren fertigten ihre Bogen aus Eibenholz. Die Spitzen der Pfeile, die als todbringende Boten von diesen Bogen den Weg zum Feind fanden, waren mit dem starken Gift der Eibe getränkt. Der Baum ist für seine Langlebigkeit bekannt. Das Alter der ältesten Eibe Europas, die in Fortingall/Schottland steht, schätzt man auf 9000 Jahre. Eiben sind zweihäusig, was für einen Nadelbaum selten ist. Der weibliche Baum ist daher auf einen Bestäubungspartner in der Nähe angewiesen. Der Boden muss nährstoffreich und kalkhaltig sein, damit sich die Eibe wohlfühlt. Sie erreicht maximal eine Höhe von 20 Meter, ihr Wurzelwerk hingegen reicht tief hinab und ist weitverzweigt. Nahezu alles an der Eibe ist sehr giftig! Die Eibenwälder unserer Vorfahren sind verschwunden. Heute steht der Baum unter Naturschutz.

Die Kelten sahen in der Eibe einen Baum des Todes und wähnten sie aufgrund ihres hohen Alters mit der Ewigkeit verbunden. Die Weisheit des Alters und die Mystik der Ewigkeit sollten sich in besonders starken Zauberstäben aus Eibenholz manifestieren. In diese magischen Ruten war der Glaube eingewoben: „Vor der Macht der Eibe kann kein Zauber bestehen“. Saturn, der die Weisheit des Alters symbolisiert, begegnet uns als Hüter der Mysterien des Überganges und des Todes in der Eibe. Auch das dunkle Nadelkleid und das zähe Holz weisen auf die Kräfte des grauen, düsteren Planetengottes in diesem Baum hin.

Räucherung:

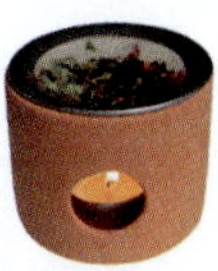

Eibennadeln sollten auf jeden Fall bei offenem Fenster oder im Freien und in geringer Menge verräuchert werden. Die Eibe ist eine Hüterin der Schwelle. Der Räucherduft verbindet mit den Saturnprinzipien, die klärend und zentrierend wirken, wenn es um Sinnsuche geht. Die Duftimpulse öffnen das Tor zu den Ahnen und zu alten Themen aus den Tiefen der Zeit.

Sammeltipps:
Die Nadeln können immer – in geringer Menge – genommen werden, da die Eibe immergrün ist.

Eiche

Quercus robur / Sommereiche
Quercus petraea / Wintereiche

Synonyme:
Stieleiche, Traubeneiche

Mut und Willensstärke

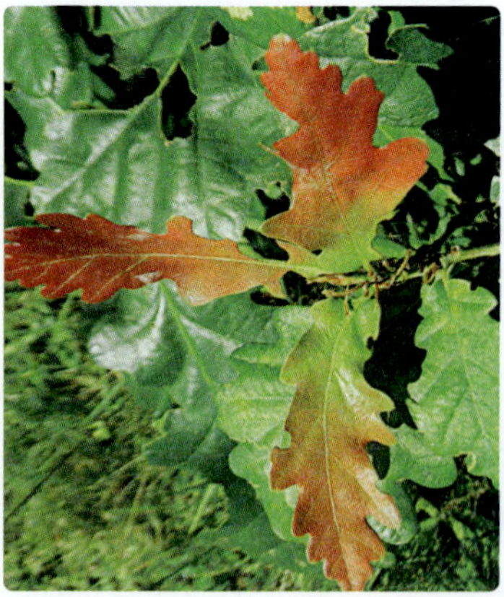

Die imposante Erscheinung dieser Baumpersönlichkeit ist das Sinnbild für Mut und Stärke. Die männliche, kraftvolle Eiche steht als Pol der weiblichen, milden Linde gegenüber. Die Blätter erscheinen spät im Frühjahr, so als vertraue die Eiche den Versprechungen des Frühlings nicht. Sie hält das alte

Laub fest, bis Mitte Mai die jungen, grünen Blätter erscheinen. Auch abgestorbene Äste wirft der Baum nicht ab und drückt damit sein bewahrendes Wesen aus. Für die Verbreitung seiner Früchte geht er eine Interessensgemeinschaft mit Tieren ein. Die kleinen Eicheln haben kleine Flügel, mit deren Hilfe der Wind sie befördern kann. Das Eichkätzchen liebt die Früchte und schon aus manch vergrabener, vergessener Eichel ist ein schöner Baum herangewachsen. Auch der Eichelhäher trägt zur Vermehrung der Baumbestände bei, indem er die Eicheln regelrecht anpflanzt. Die Eichenwälder unserer Ahnen sind einzeln stehenden Bäumen gewichen. Hin und wieder trifft man auf wahre Baumriesen, die über eintausend Jahre alt sind. In diesen majestätischen Gestalten ist der planetarische Einfluss von Jupiter besonders stark präsent.

Die tiefen Pfahlwurzeln ziehen Blitze an, die jenes kosmische Feuer brachten, das unsere Vorfahren verehrten. Es wundert daher nicht, dass die Eiche immer den blitztragenden Göttern, wie Jupiter oder Donar, geweiht war. Unsere Ahnen verehrten die Eiche als heiligen Baum. Wie sehr, sehen wir darin, dass aus keltisch *dair* (Eiche) die Bezeichnung *Druide* für die geistigen Führer ihres Volkes abgeleitet ist. Unter der Eiche, die mit den göttlichen Mächten verbunden war, wurde Gericht gehalten, um den Willen der Götter in ein gerechtes Urteil einzubinden. Im Jahre 723 soll der Missionar Bonifatius die berühmte Donareiche, das Baumheiligtum der germanischen Chatten, gefällt haben, um damit symbolisch auch die Götter zu fällen. So sehr dieser Baum die männlich aspektierten Tugenden Willensstärke, Mut, Festigkeit und Gerechtigkeit in seiner Wesenheit trägt, so zeigt er doch auch ein nährendes, weibliches Prinzip. Lange Zeit war es üblich, im Herbst die Schweine in die Eichenwälder zu treiben, um sie mit den Eicheln zu mästen. Rinde und Blätter weisen einen hohen Gerbstoffgehalt auf, der die Heilwirkung des Baumes ausmacht und sein bewahrendes, schließendes Wesen offenbart. Die Gerbstoffe wirken zusammenziehend, entzündungshemmend, blutstillend, stopfend und keimtötend.

Räucherung:

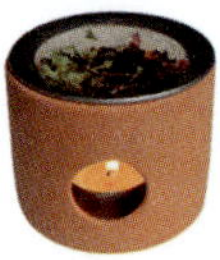

Der warme, holzige Räucherduft ist ein wahres Kraftbad. Eine fürsorgliche, väterliche Schutzkraft bringt neue Energie, wenn Widrigkeiten uns dazu verleiten wollen, aufzugeben. Der duftende Rauch verbindet mit all den geistigen Prinzipien, die sich über Jahrtausende in diesem Baumwesen verankert haben: Willensstärke, Kampfgeist, Mut und Durchhaltevermögen. In einer Räucherung zu den Sonnenwenden symbolisiert die Eiche das Tor zwischen den Jahreshälften.

Sammeltipps:

Die Rinde kann man zu jeder Jahreszeit von den abgestorbenen Ästen lösen. Bitte verletzen Sie keine Bäume, um an die Rinde zu gelangen.

Eisenkraut

Verbena officinalis

Synonyme:
Altarkraut, Diplomatenkraut, Eisenhart, Heiligkraut, Isenkraut, Isisträne, Wunschkraut

Klarheit

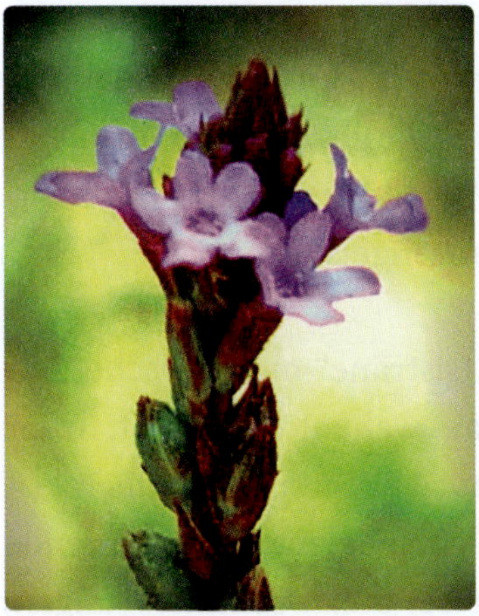

Eisenkraut findet sich seit der Steinzeit in der Nähe der Menschen und spielt später in der keltischen Räuchertradition eine zentrale Rolle. Die bis zu einem Meter hohen, vierkantigen, zähen Stängel werden von bezaubernden rosa Blüten geschmückt. Mars und Venus sind hier eine Verbindung eingegangen und belegen die sehr gegensätzlichen Kräfte des sagenumwobenen Druidenkrautes. Auch Merkur, der Schutzherr der Reisenden und Meister der Kommunikation, macht sich im grazilen, luftigen Gesamteindruck des Eisenkrautes bemerkbar.

Vom römischen Schriftsteller Plinius wird uns berichtet, dass die Unterhändler das Diplomatenkraut bei Verhandlungen mit dem Feind bei sich trugen. Wie wir wissen, behielt Rom bei

Übereinkünften und Verträgen immer die Oberhand. Altäre und Häuser wurden mit Eisenkraut kultisch gereinigt. In der keltischen Tradition trugen die Druiden Kränze aus Eisenkraut im Haar, um den Geist klar zu halten, sich für Hellsehen und Wahrträume zu öffnen und sich vor magischen Übergriffen zu schützen. Vor allem aber war es das Kraut der Schmiede und fand bei der Eisenverarbeitung rituelle Verwendung, indem man es dem Löschwasser hinzufügte, um das Eisen hart zu machen (Mars). Diese wundersame Fähigkeit der Härtung sollte im Liebeszauber auch das männliche Glied hart wie Eisen machen. Die Schmiede hatten in der Gemeinschaft eine angesehene Stellung, entrissen sie doch mit ihrer Zauberkraft das Metall der Erde, bändigten es und zwangen es in die gewünschte Form. Das Ernteritual für das Eisenkraut war dementsprechend von Achtsamkeit und Ehrfurcht für den Pflanzengeist geprägt.

Als Frauenkraut (Venus) fand die „Isisträne" medizinische Verwendung bei Geburten, weil das Kraut wehenfördernd ist. In der Bachblütentherapie wird Eisenkraut bei intensiven, überaktiven Menschen eingesetzt. Es hat allgemein eine entkrampfende Wirkung und zeigt seine Heilkraft bei Stoffwechselstörungen, nervösen Störungen sowie Leber- und Gallenproblemen.

Räucherung:

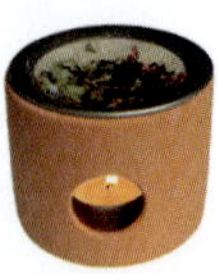

Die Räuchertradition des Eisenkrautes reicht weit in die Zeit unserer keltischen Vorfahren zurück. Der frische, laubartige Duft fördert geistige Klarheit, Zielgerichtetheit und die Ich-Kraft. Das macht es tatsächlich zum idealen Diplomatenkraut, mit dem sich Verhandlungen, Prüfungen und die Entscheidungsfähigkeit sehr gut unterstützen lassen. Die reinigende und schützende Wirkung kann für die Klärung der Aura und der Räume eingesetzt werden. Die Venuskräfte des Eisenkrautes finden in der Verfeinerung der Intuition ihren Ausdruck.

Sammeltipps:
Wild wachsend findet man die unscheinbare Pflanze auf Schuttplätzen, Öd- und Brachland. Sammeln kann man Eisenkraut während der Blüte im Juli / August. Verwendet werden sowohl Blüten als auch Blätter und Stängel.

Engelwurz

Angelica officinalis
Angelica archangelika

Synonyme:
Angstwurz, Brustwurz, Erzengelwurz, Theriakwurzel, Zahnwurzel

Schutz und Stärke

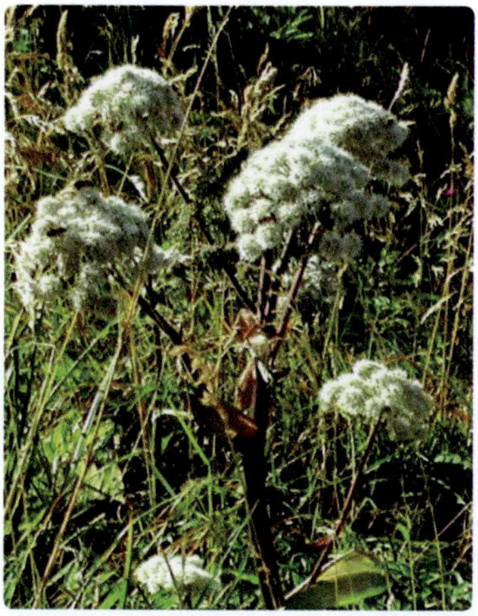

Wenn man dieser imposanten Pflanze gegenübersteht, kann man sich ihrer kraftvollen Ausstrahlung nicht entziehen. Die Engelwurz wächst gerne an feuchten Standorten in Ufernähe und fällt dort mit ihrer majestätischen Erscheinung sofort ins Auge. Bis zu zwei Meter hoch kann die Pflanze mit dem dicken, stammartigen Stängel und den großen Blättern werden. Die großzügigen Blüten mit den vielen Samen lassen die Fruchtbarkeit dieser vitalen Sonnenpflanze erkennen. Im roten Stängel verleiht ihr das archetypische Marsprinzip zusätzlich eine kämpferische, vitale Prägung. Der feurige Mars entfacht die Lebenskraft und schenkt den Willensschwachen Entscheidungsfreude. Der Stängel ist innen hohl und scheint das kosmische Sonnenlicht in das gesamte Pflanzensystem weiterzuleiten.

Mönche brachten die Engelwurz im 14. Jahrhundert aus dem hohen Norden zu uns. Ihre Heilkräfte wurden bald so geschätzt, dass man ihr den Namen „Erzengelwurz“ verlieh. Tatsächlich scheint uns in dieser Pflanze ein lichtspendender, kraftvoller Engel in Pflanzengestalt hilfreich Schutz und Stärkung anzubieten. Das massive Wurzelsystem verbindet die Pflanze mit dem Wirken des Elements Erde. Diese handfeste Erdkraft wirkt stärkend und aufbauend auf den gesamten Organismus. Schon die Pestärzte des Mittelalters unterstützten ihre Patienten mit diesen abwehrstärkenden Kräften.

Räucherung:
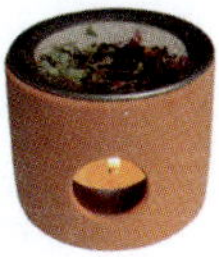
Die großen Lichtkräfte der Engelwurz schenken uns Schutz vor dunklen, destruktiven Energien. Der warme, würzige Duft dringt bis in die verborgensten Winkel der Seele, spendet Licht und Wärme, schenkt Kraft und vitalisiert. Diese aufbauende, schützende Energie reinigt Aura und Orte gleichermaßen. Angelika ist ein Grundbaustein jeder Schutzräucherung, vor allem auch, wenn Ängste und Mutlosigkeit besänftigt werden sollen. Besonders Kinder stehen unter dem Schutz dieses Pflanzengels. In den Rauhnächten vermittelt eine Engelwurzräucherung Kraft und Zuversicht für die nächste Etappe. Als Sterbebegleitung spendet die Räucherung der Wurzel Trost und erleichtert es der Seele, aus der irdischen Bindung den Weg ins Licht zu finden.

Sammeltipps:
Die Engelwurz wächst an Flussufern und auf feuchten Wiesen. Man findet sie mittlerweile selten. Es lohnt sich, ihr einen Platz

im Garten anzubieten. Sie braucht zwar sehr viel Raum, ist aber eine wahre Augenweide. Ab Oktober kann die Wurzel ausgegraben und anschließend getrocknet werden.

Fichte

Picea abies

Synonyme:
Rottanne, Schwarztanne

Das Licht weitergeben

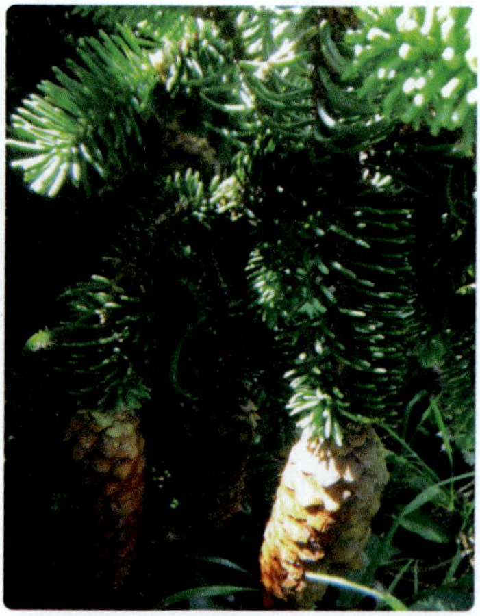

Die Schnellwüchsigkeit der Fichte hat die heimische Forstwirtschaft dazu veranlasst, riesige Monokulturen zu „erschaffen“. Die Umkehr zum gesunden Lebensraum der Mischwälder vollzieht sich nur langsam. Die Fichte ist heute der Kulturbaum schlechthin, und als Nutzholz unentbehrlich. Bis zu 70 Meter hoch wird der Baum, den unsere keltischen Ahnen als schützenden Mutterbaum verehrten.
Die Verräucherung von Harz und Nadeln schätzten schon die Menschen der Steinzeit, weil sie ihre klärende, desinfizieren-

de Wirkung erkannten und medizinisch nutzten. Für die Kelten war die Fichte ein Baum der Wintersonnenwende-Mysterien, ein Symbol für das neue Leben, das mitten im Winter entspringt. Sie symbolisiert den Sieg des lichten Geistes über den Tod. Die Verwendung der Fichte als Maibaum entstand aus der Tradition der germanischen Irminsäule, die eine Art schamanischer Weltenbaum im heiligen Hain der Germanen war. Wenn man die langsam wachsenden, Wind und Wetter trotzenden Bergfichten betrachtet und ihr kraftvolles Wesen wahrnimmt, erschließt sich der Zugang zur Fichte als Weltenbaum durchaus. Paracelsus verordnete die Fichte bei rheumatischen Erkrankungen sowie Husten und Erkältungen. In der Volksmedizin hat der schleimlösende Maiwipferlsaft (Sirup aus den jungen Triebspitzen) seinen angestammten Platz bis heute behalten. Die Aromatherapie setzt das ätherische Öl der Fichte zur Nervenstärkung, Vertiefung der Atmung und allgemeinen Beruhigung ein.

Räucherung:
Bei der Verräucherung ist Vorsicht geboten, weil das dünnflüssige Harz leicht brennt. Beim Räuchern auf dem Sieb kann man ein Stück Alufolie unter das Harz legen. In der Raumklärung ist Fichtenharz eine Schutzkraft gegen dunkle Energien. Räume, in denen gestritten wurde, werden mit einer Fichtenharz-Räucherung wohltuend entlastet. Der frische Duft macht das Atmen leichter, Brust und Herz werden frei. Der Geist wird klar und man fühlt sich wach und vitalisiert. Die Nadeln duften in einer Rauhnachtsräucherung wunderbar und unterstützen dabei in einem meditativen Zustand die Klärung von Angelegenheiten.

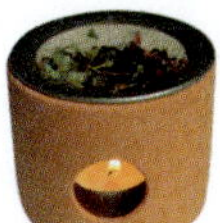

Sammeltipps:
Das Harz, mit dem die Fichte ihre Wunden schließt, wird ganz vorsichtig abgenommen. Keinesfalls darf der Baum dadurch neuerlich verletzt werden.

Frauenmantel

Alchemilla xanthochlora

Synonyme:
Alchimistenkraut, Allerfrauenheil, Frauentrost, Jungfernkraut, Liebfrauenmantel, Marienmantel, Taubecher, Taurose, Venusmantel

Im Einklang mit dem eigenen Wesen

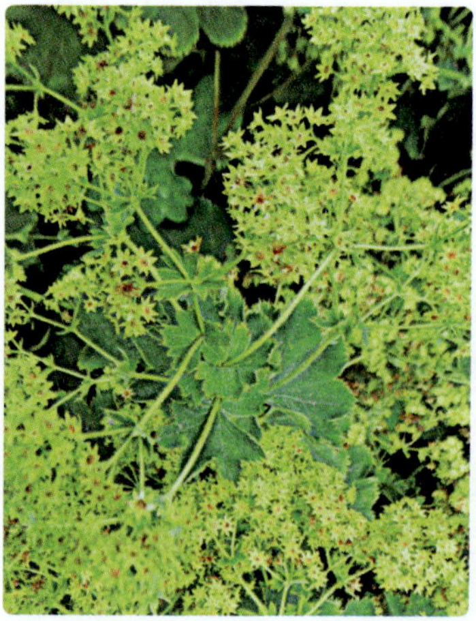

Der Frauenmantel scheint nur aus Blättern zu bestehen. Wie ein Becher wölben sie sich empfangend nach oben. Am Grunde des Kelches wird ein Tautropfen, den die Pflanze mittels ihrer Wimpernhaare selbst bildet, schützend geborgen. Dieser wundersame Tropfen diente den Alchemisten vergangener Zeiten zur Herstellung von Lebenselixieren. Die Druiden verwendeten die Tautropfen in ihren Ritualen als Weihwasser und reinigende Substanz. Die empfangende Kraft, die sich im umhüllenden Blättermantel ausdrückt, findet ihr Spiegelbild im weiblichen Schoß. Venus und Mond wirken in dieser Heilpflanze und schenken ihr Kräfte zur Behandlung von Frauenkrankheiten. Der Frauenmantel wurde zur Blutstillung bei Gebärenden und zur Kräftigung der Geburtsorgane eingesetzt. Die Germanen weihten ihn Freya, der Göttin der Liebe, der Fruchtbarkeit und der Familie. Als Rosengewächs mit Venussignatur ist der Frauenmantel auch eine Seelenheilpflanze, die Stimmungsschwankungen ausgleicht.

Räucherung:
Das Mysterium der Weiblichkeit in all seinen Schattierungen wird von diesem Pflanzenwesen unterstützt. Der zarte Räucherduft fördert mit feinen Impulsen die Fähigkeit der Hingabe und die Kreativität als geistigen Ausdruck der Fruchtbarkeit. Der einhüllende, schützende Aspekt dieses Pflanzenwesens schenkt Geborgenheit und führt in den eigenen Rhythmus zurück, wenn man sich zu sehr für andere aufopfert.

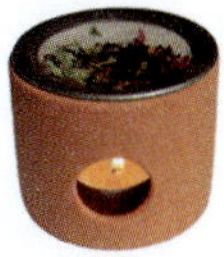

Sammeltipps:
Frauenmantel wächst häufig auf Wiesen, Weiden, in Gräben und an Waldrändern. Die Pflanze liebt feuchte Standorte und wächst unter den richtigen Bedingungen sehr gut im Garten. Von Frühjahr bis Herbst werden die Blätter ohne Stängel gesammelt und unter häufigem Umwenden an einem luftigen, schattigen Ort getrocknet.

Gänseblümchen

Bellis perennis

Synonyme:
Augenblümlein, Gänseliesl, Marienblume, Maßliebchen, Sonnenblümchen, Tausendschön

Reine Unschuld

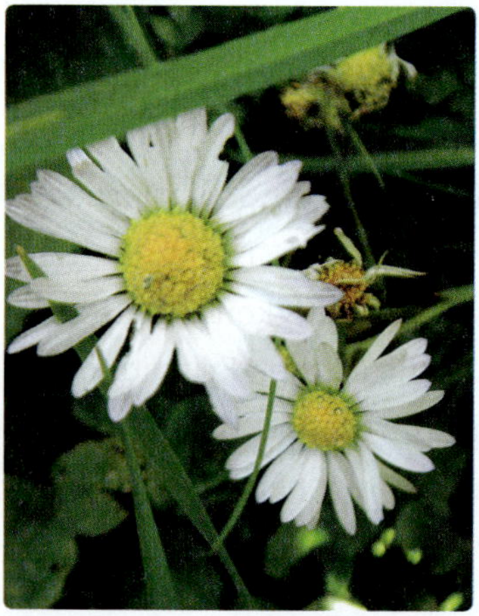

Der Name dieser bescheidenen, fröhlichen Blume, der man auf Schritt und Tritt begegnen kann, sagt schon einiges über ihr Wesen aus. Das lateinische Wort *bellis* bedeutet *hübsch. Perennis* wiederum meint, dass das hübsche Gänseblümchen das ganze Jahr über beharrlich seine Blütenköpfchen zeigt. Der kleine Korbblütler beweist sogar dem Rasenmäher gegenüber Ausdauer. Kaum abgemäht, strecken sich flugs neu gebildete Blüten der Sonne entgegen. Überhaupt öffnet das Gänseblümchen sein Blütenkörbchen verlangend für jeden Sonnenstrahl. Bei trübem Wetter bleibt die Wetterorakelblume allerdings fest geschlossen. Diese Beziehung zur Sonne macht das Wirken der großen, lichtspendenden Quelle im kleinen Gänseblümchen offenbar. Venus wiederum verleiht dem „Tausendschön" jene Heilkraft, die in der Frauenheilkunde geschätzt wird. Das Gänseblümchen strafft das Bindegewebe und kräftigt die Beckenorgane. In der kleinen Blume steckt jede Menge Vitalkraft. Sie zählt zu jenen Kräutern der „Grünen Neune“, die, im Frühling in Suppe oder Salat genossen, das Blut reinigen und den Stoffwechsel anregen. Die „kleine Schwester der Arnika“ besitzt auch Wundheilungskräfte. Bei Quetschungen, Zerrungen und Blutergüssen macht sie wieder heil, was mit Gewalt verletzt wurde.

Die Germanen sahen das Blümchen in Verbindung mit ihrem Lichtgott Baldur und mit Freya, der Göttin der Liebe und Familie. Von Freyas Blume wurde das Gänseblümchen nach der Christianisierung zur Marienblume. Auf der Flucht nach Ägypten soll die Pflanze Marias Tränen entsprossen sein. Man kann sich der unschuldigen, heiteren, reinen Strahlkraft des Tausendschöns nicht entziehen, sondern möchte diese Seelenblume tief ins Herz nehmen und kindliche Lebensfreude einatmen.

Räucherung:
Der zarte Duft berührt das innere Kind und schenkt Heilungsimpulse für die verletzte Seele. Vor allem seelische Wunden, die durch Gewalt entstanden sind, bekommen Heilungsenergie. Zu Imbolc (Maria Lichtmess) bringt das Gänseblümchen die frische Unschuld des Neubeginns in eine Räucherung.

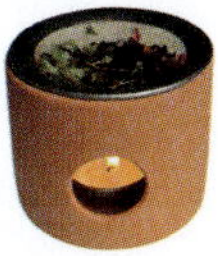

Sammeltipps:
Die Blütenköpfe werden von Mai bis August gesammelt. Während der Trocknung müssen die Blüten immer wieder umgedreht werden, damit sich kein Schimmel bildet.

Goldrute

Solidago virgaurea

Synonyme:
Goldähre, Heidnisch Wundkraut, Braunstängel, Goldraute, Goldene Jungfrau, Schoßkraut

Beziehungen

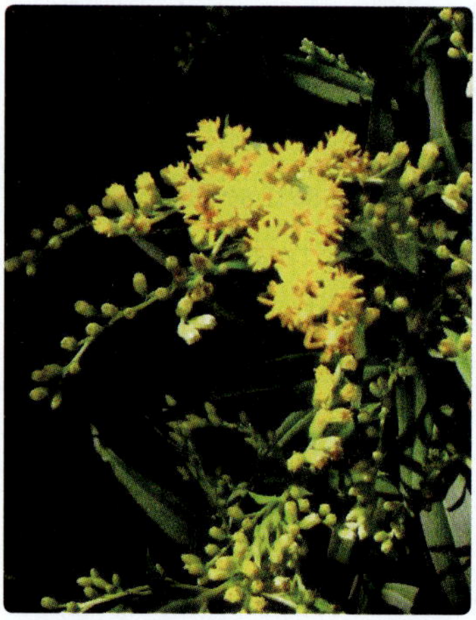

Manch einer unter den Gartenliebhabern wird bei der Erwähnung der Goldrute seufzen, denn ihre Tendenz, alles rasch zu überwuchern, ist berüchtigt. Ziemlich sicher handelt es sich bei diesen ausufernden Arten jedoch um Verwandte der heimischen Goldrute, die im Laufe des vorigen Jahrhunderts aus Nordamerika eingeführt wurden.

Unsere heimische, lange ansässige Goldrute, die „Solidago virgaurea", war ein traditionelles Wundkraut, das besonders die Germanen mit größter Wertschätzung verwendeten. Das „Heidnisch Wundkraut" oder „Heftkraut" (zusammenheften) heilte und fügte wieder zusammen, was getrennt war. Eben diese verbindende, heilende Wirkung entfaltet die Goldrute auch auf der psychischen Ebene, insbesondere wenn es um die Themenkreise Partnerschaft und Liebe geht. Es ist schon lange bekannt, dass die Pflanze ein ausgezeichnetes Nierenheilmittel ist. Die Niere wird von den alten Kräuterärzten dem planetarischen Wirken der Venus zugeordnet, die wiederum die Göttin der Liebe, Ehe und Familie ist. Betrachtet man die blühende Goldrute, so fallen zunächst einmal die dicht aneinander stehenden goldgelben Blütenkörbchen auf dem hohen Stängel ins Auge. Die Blütenanordnung entspricht dem Venusthema der Verbindung und Harmonie. Neben Venus drückt sich noch Jupiter, der Planetengott der Ernte, der Fülle und des Wohlstandes in der Goldrute aus. Die Kombination dieser Kräfte verleiht der Pflanze eine ungemein vitale, dem Leben zugewandte Ausstrahlung. Die Hüter der Erdschätze können sich dieser Ausstrahlung ebensowenig entziehen, wie wir Menschen. Als Wünschelrute eingesetzt wurde die Goldrute zur Schatzrute, die für den Kundigen die Schätze der Erde aufspürte.

Räucherung:

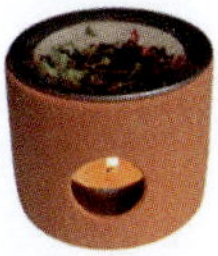

Das Aroma ist zart, warm und erinnert ein wenig an Honig. Der Räucherduft berührt Themen wie Beziehungsfähigkeit, harmonisches Gemeinschaftsleben und gegenseitige Unterstützung. Mithilfe dieser regulativen Duftimpulse lernt man, Brücken über trennende Abgründe zu schlagen. Vor allem Verletzungen und Enttäuschungen, die im Zusammenhang mit Partnerschaft entstanden sind, erfahren sanfte Heilungsimpulse. Damit wird es wieder möglich, Vertrauen in die eigene Bindungsfähigkeit zu haben.

Sammeltipps:
Die heimische Goldrute wächst in lichten, trockenen Wäldern, auf Kahlschlägen und Böschungen. Sie ist niedriger als die nordamerikanischen Gattungen und blüht auch rund einen Monat früher. Als Gartenpflanze ist sie sehr dekorativ, wuchert jedoch gerne. Solidago virgaurea ist mittlerweile im Gartenfachhandel schwer zu bekommen. Der blühende Pflanzenteil wird ab Juli gesammelt und danach im Schatten getrocknet.

Gundelrebe

Glechoma hederacea

Synonyme:
Erdefeu, Erdfett, Donnerrebe, Gundermann, Herr des Eiters, Maßhold, Wunderrebe

Gemeinschaft

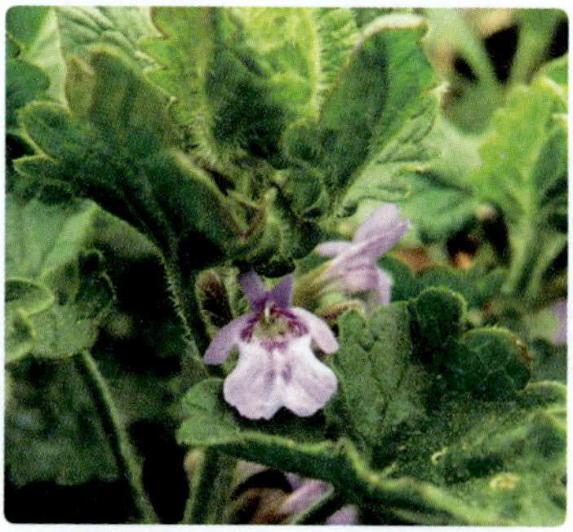

Als eine der ersten Frühlingsboten durchbricht die Gundelrebe die starre Kraft des Winters. Die kleinwüchsige Pflanze steht gern in Gemeinschaftsverbänden in der Nähe der Menschen. Sie findet überall ein Plätzchen und verbindet ihren grünen

Blätterteppich mit anderen Pflanzen. Als Lippenblütler ist sie reich an ätherischen Ölen. Die Sonnenenergie, die sie aufnimmt, gibt sie als wärmespendende Kraft weiter. Die Elementarwesen der Erde mit ihren wachstumsfördernden Kräften sollen eng mit der Gundelrebe verbunden sein. So wundert es auch nicht, dass die kleine Pflanze einer unserer Bodenheiler ist. Die Pflanzen stehen eng nebeneinander, sozusagen Blatt an Blatt. Die Form dieser Blätter ähnelt kleinen Satellitenschüsseln mit hübsch gekerbtem Rand. Man spürt, dass das Pflanzenwesen auf Kommunikation ausgerichtet ist. Die Pflanze nimmt Licht- und Lebenskraft auf und gibt sie an ihre Umgebung weiter.

Als Kultpflanze der Kelten und Germanen war sie mit den Wachstumskräften des Frühlings verbunden. In den Frühlingsritualen zur Ehrung der Naturkräfte trug man Kränze aus Gundelreben im Haar, um Erstarrtes, Altes loszulassen und die Frühlingsenergie aufzunehmen. Natürlich war sie auch in der Gründonnerstagssuppe vertreten, wo ihre blutreinigenden Kräfte halfen, den Körper nach den langen Wintermonaten wieder auf Vordermann zu bringen. Als Milchzauberpflanze wurde sie eingesetzt, um die Milchproduktion verhexter Kühe zu steigern.

Räucherung:
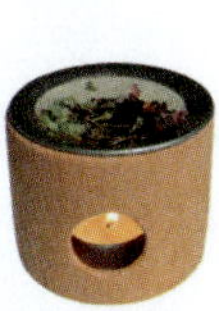
Der würzige, warme Duft bringt ins Stocken geratene Prozesse zum Fließen. Erstarrtes wird sanft gelöst, damit die Energie erneut mit vitaler Kraft strömen kann. Der erdige Duft bringt uns die Kraft der Gemeinschaft zu Bewusstsein. Im Frühling kann man sich mit einer Gundelrebenräucherung mit den Wachs-

tumskräften der Natur verbinden. Von diesem Pflanzengeist erhält man sehr starke Unterstützung, wenn die Energie einer Gemeinschaft genährt werden soll.

Sammeltipps:
Die Gundelrebe wächst beinahe überall. Das frische, blühende Kraut wird von April bis Mai geerntet und im Schatten getrocknet.

Haselnuss

Corylus avellana

Synonyme:
Hasel, Hexenhasel, Waldhasel

Weise Führung

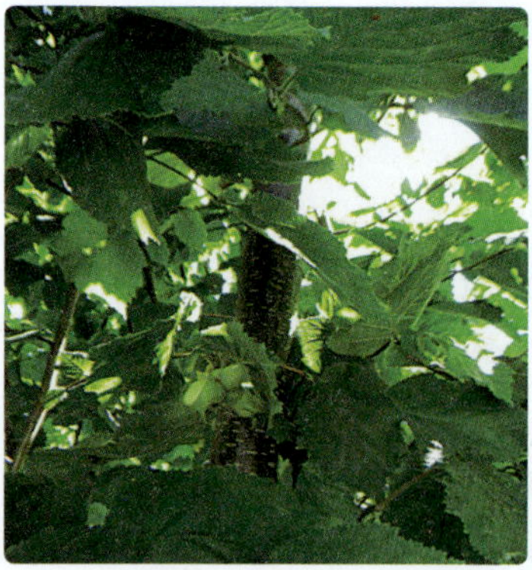

Vor rund 8000 Jahren bedeckte der Haselnussstrauch einen großen Teil Mitteleuropas. Das Klima war damals wärmer und trockener als heute, also ideal für die Haselnuss. Vor ca. 7500 Jahren wurde das Klima schließlich feuchtwarm und begünstigte damit das Wachstum der großen

Laubbäume. Sie verdrängten allmählich den kleinen Haselnussstrauch. Einstmals durfte er in keinem Gehöft oder Garten fehlen, weil man seine Schutzkraft gegen dunkle Mächte aller Art nicht missen wollte. Er sollte Blitzschlag, Feuer, wilde Tiere, Krankheitsdämonen und zauberkräftige Wesen fernhalten. Vor allem aber galt er als Symbol für Fruchtbarkeit und Sexualkraft und war daher in der Nähe der Menschen höchst willkommen. Hildegard von Bingen war dieser heidnische Fruchtbarkeitskult ein Dorn im Auge. Sie sah im Haselnussstrauch ein Sinnbild der Untreue und Wollust. Obgleich sie ihn verteufelte, empfahl sie ihn aber als potenzstärkendes Mittel und bei Unfruchtbarkeit.

Bei Pendlern und Wünschelrutengehern gilt die Haselnuss als das beste energieleitende Holz. Es schwingt sich rasch auf die gesuchten Energieströme ein und leitet diese jenseitigen Kräfte an den, der das Holz zu führen weiß, weiter. Dass der Haselstab eine Verbindung zu den Elementargeistern und den Schätzen, die sie hüten, ist, wussten vor den modernen Rutengehern schon die Kelten und Chinesen. In der Mythologie der Kelten spielte der Strauch eine wichtige Rolle. Er steht an neunter Stelle im Baumalphabet und wurde „Coll“ genannt. Die Schirmherrin der Haselnuss war die große Muttergöttin Alteuropas, die unter verschiedenen Namen verehrt wurde und doch immer das weiblich göttliche Prinzip verkörperte, das Leben schenkt, nährt und wieder nimmt. Noch weiter davor schützte er als Bestandteil des Hag (Hecke) die steinzeitlichen Siedlungen gegen wilde Tiere und destruktive Kräfte aus der Welt der Geister. Die Verbindung, die dieser magische Strauch zur jenseitigen Welt herstellt, ist auch in den Märchen, die in vielfacher

Weise das Weltbild unserer Ahnen überliefern, erhalten geblieben. Im Märchen Aschenputtel schlägt der Haselnussbaum, den das Mädchen auf das Grab der toten Mutter pflanzt, die Brücke in die Anderswelt. Von dort erhält sie von ihrer Ahnin Hilfe und weise Führung. Um diese weise Führung zu erhalten, trugen keltische Richter Haselstäbe und die Gerichtsplätze wurden mit Haselruten umsteckt.

Die alten Pflanzenkundigen sahen die Planetenkräfte von Merkur und Venus im Wesen und Wirken der Haselnuss. Merkur als Bote der Götter verbindet mit den Informationen und intuitivem Wissen aus anderen Dimensionen. Venus schenkt den Zauber der Fruchtbarkeit, der Lebensfreude und der Fröhlichkeit.

Räucherung:

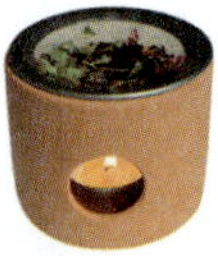

Der warme, holzige Duft wirkt klärend und beruhigend. Er vermittelt Leichtigkeit, Fröhlichkeit und öffnet geistige Räume für das Wissen aus anderen Dimensionen. Die geistigen „Wanderungen“ mit einer Haselnuss sind immer spannend. Diese Duftimpulse erweisen sich besonders für Menschen, die immer alles unter Kontrolle haben wollen, als befreiend. Wenn man die Räucherung im Freien unter einem Haselnussstrauch durchführt, sollte auch die Verbindung zu Naturgeistern möglich sein. In den Rauhnächten kann man die magische Unterstützung der Haselnuss in einer Orakelräucherung erbitten.

Sammeltipps:
Rinde und Holz der Hasel können das ganze Jahr über gesammelt werden.

Heiligenkraut

Santolina chamaecyparissus

Synonyme:
Zypressenkraut

Abgrenzung und Schutz

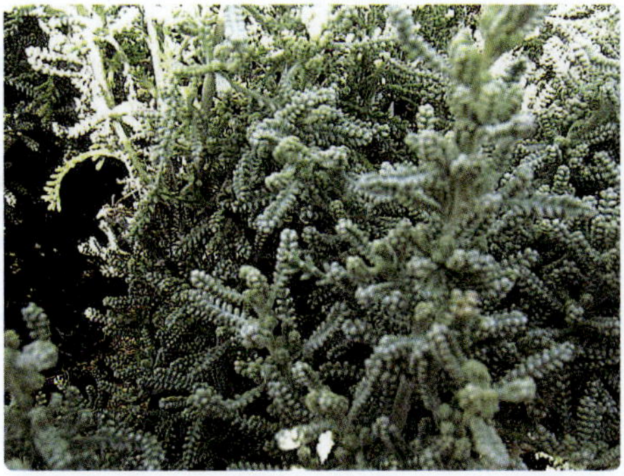

Heiligenkraut ist eine attraktive, bis zu 50 Zentimeter hohe buschartige Pflanze, die man zunehmend in heimischen Steingärten findet. Die ursprüngliche Heimat des Krautes ist das südeuropäische Mittelmeergebiet mit seinen warmen, steinigen Hängen. Wieder waren es Mönche, die das Heiligenkraut in heimische Klostergärten brachten und magenstärkende Tees aus dem Heilkraut brauten. An der Steiermark scheint die Pflanze Gefallen gefunden zu haben, denn hier kann man sie fallweise ausgewildert finden. Die graugrünen, fiedrigen Blätter unterstellen das Heiligenkraut Saturn, der sich als ordnendes Prinzip manifestiert, das Grenzen zieht und schützt. Es wirkt krampflösend, antibakteriell, desinfizierend und wurmtreibend. Der kräftige, weihrauchartige Duft wurde als Weihrauchersatz geschätzt, wenn Weihrauch selbst zu teuer war. Von Juni bis August krönen kleine, gelbe Blüten die zahlreichen Zweige. In Bündel gefasst erhält man sehr hübsche Trockensträuße, die mit ihrem kräftigen Duft ein ausgezeichnetes Mottenmittel ergeben.

Räucherung:

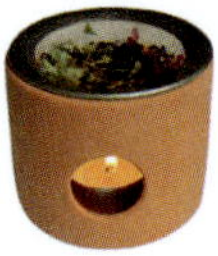

Der kräftige, aromatische Duft klärt Orte und die Aura von dunklen Energien. In einer Schutzräucherung unterstützt das Heiligenkraut die Abgrenzung des persönlichen Freiraumes vor Fremdenergien und energetischen Übergriffen. In Verbindung mit Kamille, Königskerze und Rose erhält man eine entspannende, aufbauende Räuchermischung.

Sammeltipps:

Heiligenkraut ist eine dekorative Gartenpflanze, die auf sonnigen, sandigen Böden gut gedeiht. Ausreichender Frostschutz garantiert dem mehrjährigen kleinen Strauch eine lange Lebenszeit. Die zarten Blätter werden im Juni gesammelt und zügig im Schatten getrocknet. Die Blüten, die sich ab Juni zeigen, sind duftende Farbknöpfchen in einer Räuchermischung.

Holunder

Sambucus nigra

Synonyme:
Backholder, Elderbaum, Holder, Holderbusch, Holler

Im Wandel reifen

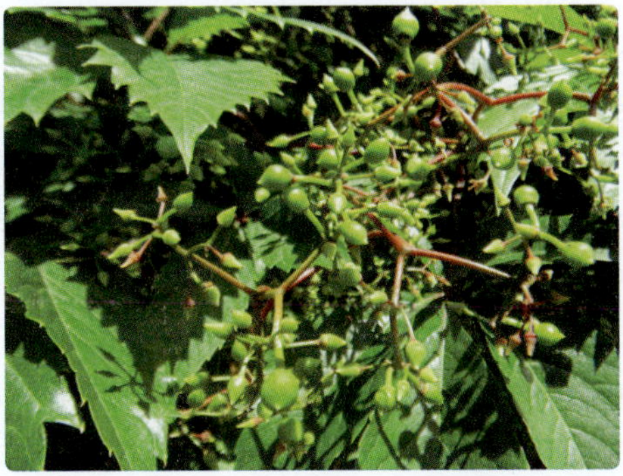

Wenn im Mai der süße, warme Holunderduft in der Luft schwebt, wird man gewahr, wie häufig der Baum bei uns vorkommt und wie sehr er mit den Menschen verbunden ist. Eine überschäumende Fülle an weißen Blüten verströmt den Duft und zeigt die mondhafte Seite des Holunders, die uns träumen und genießen lässt. Schon Wochen vor der Blüte beeindruckt der Baum mit dem raschen, drängenden Wachstum der jungen Zweige. Eine wahre Explosion an Lebenskraft findet in dieser Phase statt. Der Holunder liebt es feucht und schattig. Wenn der Standort passt, kann er bis zu zehn Meter hoch werden. Im Herbst verfärbt sich die schwere Last der roten Sommerbeeren schwarz und wartet auf die Ernte, um den Vegetationszyklus abzuschließen. Das Saturnprinzip manifestiert sich in den reifen Früchten ebenso wie in den spröden, grauen Ästen, die später den Winter erwarten.

Im Holunder sahen unsere Vorfahren die drei Aspekte der Göttin Holle, die man in ganz Alteuropa ab der Steinzeit unter verschiedenen Namen verehrte. Das duftende, weiße Blütenkleid im Frühling verkörperte die junge, zur Hochzeit bereite Frühlingsgöttin. Die üppigen, roten Fruchtstände waren Sinnbild für die reife Fruchtbarkeitsgöttin des Sommers. In den schwarzen, saturngeprägten Herbstfrüchten trat das Prinzip der Totengöttin zutage. Im Holunder, dem Sippenbaum, wohnte der schützende, segensreiche Geist der Göttin in der Nähe der Menschen. Der Baum gewährt den Seelen Übertritt in die Anderswelt, dem Reich der Holle, und hilft den Neugeborenen dabei, in die diesseitige Realität zu gelangen. Unter dem Holunder opferte man der Göttin, damit sowohl Haus und Hof geschützt waren als auch Unglück und Krankheit fernblieben. Niemals durfte der Baum böswillig verletzt oder umgehauen werden, damit die destruktiven Energien, die er zum Schutz der Sippe in seinem Holz band, nicht freigesetzt würden.

Als Schwellenbaum zwischen Leben und Tod, in seiner planetarischen Aspektierung zwischen Mond (Lebensbeginn) und Saturn (Lebensende), erzählt der Holunder vom Werden, Reifen und Vergehen.

Räucherung:

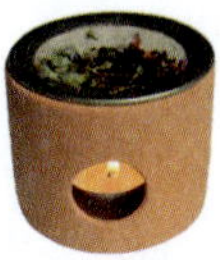

Die süß duftenden Blüten bringen Segen und den Aspekt der Fruchtbarkeit in jede Beltane- (Walpurgis) und Sommersonnenwenderäucherung, wenn man Werte, Aufgaben und Ziele zur Reife bringen möchte. Holunderholz verbindet zu Samhain (Allerheiligen) mit Ahnenthemen. Zur Wintersonnenwende vermittelt eine Räucherung mit Holunderholz den Segen und Schutz der Göttin Holle, wenn der Übertritt in einen neuen Jahreszyklus vollzogen wird. Abseits der Jahreskreisfeste bewirkt eine Räucherung mit Blüten und Holz eine Verbindung mit dem Wissen der Ahnen. Der Duft unterstützt die Anpassung an den steten Wandel, den die geistige Reife benötigt, und das Erkennen unseres Seelenplanes.

Sammeltipps:

Die Blüten werden zu Büscheln gebunden und kopfüber getrocknet. Holunderholz gibt es im Räucherfachhandel. Bitte vermeiden Sie es, den Baum zu verletzen, um an sein Holz zu gelangen.

Hopfen

Humulus lupulus

Synonyme:
Bierhopfen, Gartenhopfen, Zaunhopfen

Gelassenheit und Leichtigkeit

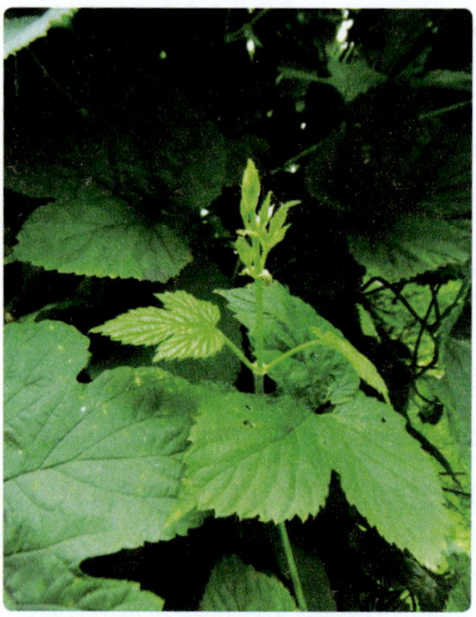

Hopfen ist im Zusammenhang mit Bier nahezu jedem ein Begriff. Er verleiht dem Bier den herben Geschmack und sorgt für eine längere Haltbarkeit. Die Wildform dieser Schlingpflanze wird bis zu sechs Meter hoch und ist recht häufig anzutreffen. Die zweihäusige Pflanze zählt zur Familie der Hanfgewächse. Für die Bier- und Arzneimittelherstellung braucht man die Hopfenzapfen der weiblichen Pflanze, weshalb die kommerziell genutzten Anbauflächen ausschließlich damit bepflanzt werden.

Während die meisten Schlingpflanzen linksdrehend sind, ist der Hopfen rechtsdrehend. Mit dieser besonderen Wachstumsform bindet er Kräfte in die Materie ein. Als Schlingpflanze untersteht er den Planetenkräften des luftigen Merkurs. Das bedeutet, dass der Hopfen Luft- mit Erdkräften verbindet und damit Menschen, die ihren Energieschwerpunkt im geistigen Bereich haben, zu mehr Erdung verhilft. Seine beruhigende Wirkung, vor allem zusammen mit Baldrian, ist seit Langem bekannt. Von der germanischen Göttin Bertha ist überliefert, dass sie auf einem hopfengezäumten Hirsch mit einer Baldriangerte durch die Wälder ritt. Der Hirsch symbolisiert die männliche Sexualkraft, die von der Göttin mit Hopfen und Baldrian im Zaum gehalten wurde. Die Volksmedizin weiß seit Jahrhunderten, dass Hopfen den Sexualtrieb bei Männern dämpft, Frauen jedoch gut gelaunt macht. Letzteres führt die moderne Pflanzenheilkunde auf die östrogenartigen Inhaltsstoffe zurück, die im Übrigen auch für den Bierbauch sorgen. Vorwiegend werden die Wirkstoffe der weiblichen Zapfen in Schlaf- und Beruhigungsmitteln eingesetzt.

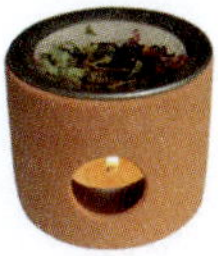

Räucherung:
Der etwas eigenwillige Duft des Lupulins ist sehr intensiv. Es empfiehlt sich deshalb, kleine Mengen zu verräuchern, vor allem auch wegen der starken Rauchentwicklung. Lupulin entfaltet seine Wirkung in beruhigenden Räuchermischungen, bei nervöser Unruhe und bei Angstzuständen. Die besänftigende, ausgleichende Kraft des Hopfens vermittelt Gelassenheit und Leichtigkeit.

Sammeltipps:
Hopfenzapfen werden Anfang September gesammelt, in dünne Scheiben geschnitten und getrocknet. Der eigentliche Räucherstoff ist das Lupulin, ein gelbes Pulver, das in den Drüsen auf dem Zapfen steckt.

Immergrün

Vinca minor

Synonyme:
Dauergrün, Ewiggrün, Wintergrün, Veilchen der Zauberer, Sinngrün, Himmelsternkraut, Totengrünkraut

Zyklen

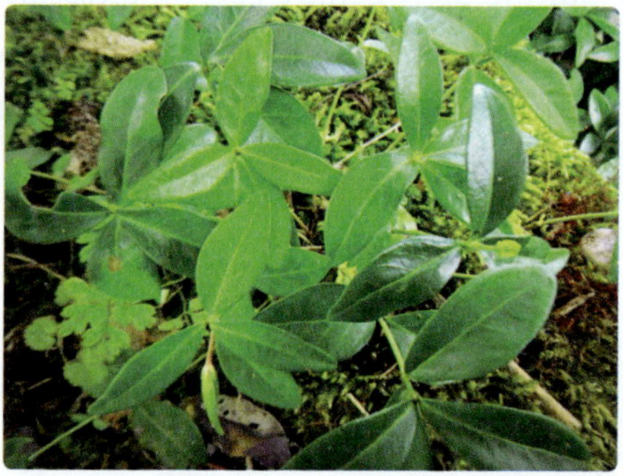

In Gebüschen und auf schattigen Waldplätzen schmückt die kleine Pflanze mit ihren ganzjährig dunklen Blättern den Boden. Die ledrige Beschaffenheit der Blätter drückt eine saturnhafte Zähigkeit aus, die dem Winter zu trotzen vermag. Im März und April erheben sich auf den kurzen Stängeln bezaubernde blauviolette Blüten, die wie kleine Windräder aussehen. Die fünf Blütenblätter bergen eine luftige Merkurqualität, die den Geist erfrischt und aktiviert. Sie zählt zur Familie der Hundsgiftgewächse und ist giftig. In Apotheken ist sie nur auf Rezept erhältlich. Im Garten wächst sie an schattigen Plätzen problemlos und steht uns dort mit ein wenig (!) Räuchermaterial zur Verfügung.

Als „Dauergrün", „Wintergrün" und „Ewiggrün" bekannt, ist das kleine Immergrün eine unserer Wintermysterienpflanzen, die als Symbol für ewiges Leben und den immerwährenden Zyklus von Leben und Tod gelten. Für die keltischen Druiden schienen die ganzjährig grünen Blätter der „Zauberpflanze" dem Tod zu widerstehen. Sie verwendeten das „Veilchen der Zauberer" zur Stärkung und Aktivierung ihrer geistigen Kräfte. Tatsächlich hat die moderne Medizin entdeckt, dass der im Immergrün enthaltene Wirkstoff Vincamin die Gehirnleistung verbessert. Als „Großmütterchen Immergrün" hat die Pflanze Bezug zur Göttin Holle, die uns durch diesen Pflanzengeist mit dem Wissen um Pflanzenseelen und Pflanzenkräfte verbindet. Als Beigabe in Liebestränken war sie Bestandteil des rituellen Fruchtbarkeitszaubers. Immergrün findet man auch häufig als Grabbepflanzung, wobei es als Symbol der ewigen Treue und des ewigen Lebens gilt. Der Name „Totenblume" weist jedoch auch auf die enge Verbindung zum Wissen aus der Anderswelt hin, deren Pforten man mithilfe dieses Pflanzenwesens aufschloss.

Räucherung:
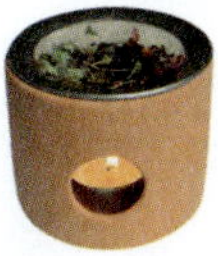
Der erste Dufteindruck ist schwer und eigenwillig, wird jedoch bald weicher und freundlicher. Der Duft erhöht die Wahrnehmungsfähigkeit und stärkt die geistige Kraft. Prozesse der Sinnsuche werden unterstützt, verborgene Zusammenhänge leich-

ter durchschaubar. In Räucherritualen zu Samhain verbindet Immergrün mit den Ahnen. In Rauhnachtsräucherungen hilft es, die Schleier zwischen den Realitäten zu durchdringen und visionäres Potenzial zu aktivieren.

Sammeltipps:
Immergrün wächst wild auf schattigen Waldplätzen oder im Garten. Man nimmt zur Blütezeit ab März wenig Pflanzenmaterial von Blüten und Blättern, um den Bestand nicht zu gefährden.

Iris

Iris germanica

Synonyme:
Adebarsblume, Bartiris, Deutsche Schwertlilie, Veilchenwurzel Zahnwurzel

Regenbogen in andere Welten

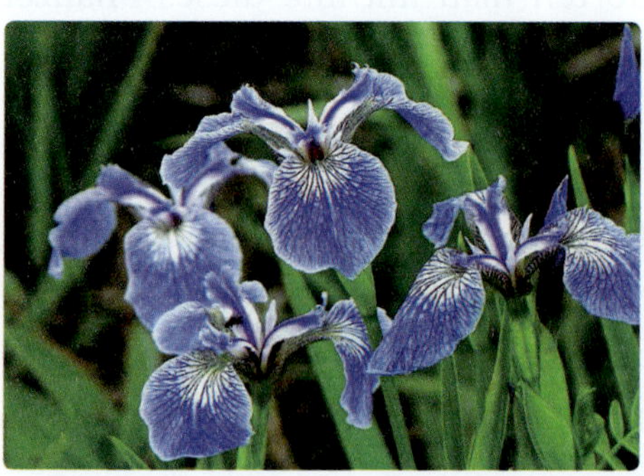

Aus ihrer Heimat im östlichen Mittelmeergebiet kam diese zauberhafte Pflanze aus der Familie der Schwertliliengewächse zu uns. Heute trifft man sie in ganz Europa wild wachsend an. Ihren Namen verdankt sie den breiten, schwertförmigen Blättern, die gleichsam aus dem Boden stechen. Die dicke Wurzel entwickelt erst nach einer rund sechsjährigen Lagerzeit den begehrten veilchenartigen Duft. Die große Nachfrage nach dem ätherischen Öl bedingt riesige Anbauflächen in der Toskana, in Russland, Marokko und Südfrankreich. Häufig werden auch Liköre und Schnäpse mit Iriswurzel aromatisiert. Zahnenden Kindern wurde früher der schmerzhafte Prozess durch das Kauen auf einem Wurzelstück (daher der Name „Zahnwurzel") erleichtert. Die homöopathische Medizin verwendet die Wurzel zur Zubereitung von Arzneimitteln, die gegen Migräne, Gürtelrose und Ischiasschmerzen eingesetzt werden.

Die geflügelte griechische Göttin Iris war die Namensgeberin für die blaue Blütenschöpfung. Die Göttin war die Totenbegleiterin, die Sterbende über ihren Regenbogen in eine Welt des Friedens führte. Um diesen Prozess zu begleiten, wurden in der Antike Iriswurzeln verräuchert. Iris war die Vorläuferin des geflügelten Götterboten Merkur, eine Göttin der Luft, und die Überbringerin göttlicher Botschaften.

Der Merkuranteil in den blauen Blüten spiegelt das Verbindende, auf Kommunikation ausgerichtete Wesen des Planetengottes wider. Iris liebt wassernahe Standorte (Uferpflanze) und scheint damit auch Mondbezug zu haben.

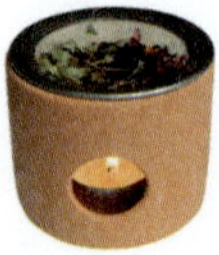

Räucherung:
Der warme, veilchenartige Duft der verräucherten Wurzel ist ein harmonischer Begleiter in Liebesräucherungen, die verbinden sollen, was zusammengehört. In Mischungen mit Rose, Jasmin und Styrax werden die Kreativität in der Liebe und die Fähigkeit, zu lieben, gefördert. In Räucherritualen zu Samhain oder zur Bewältigung von Trauer führt der Duft sanft in alte Themen, die gelöst werden möchten. Auch für Ahnenarbeit ist Iriswurzel ein wunderbarer Helfer. Mondfeste, -meditationen und -rituale können mit Räuchermischungen, die Iriswurzel enthalten, sehr gut unterstützt werden.

Sammeltipps:
Aufgrund der langen Lagerzeit ist es empfehlenswert, die getrocknete Wurzel im Fachhandel zu kaufen.

Jasmin

Jasminum officinalis

Synonyme:
Duftjasmin, Echter Jasmin, Gelsomina, Jasamin, Jati, Jessamine, Yasamin

Hingabe

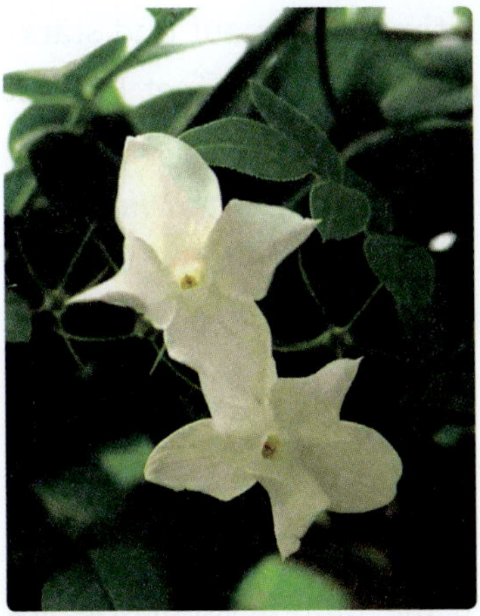

Der echte Jasmin ist ein bis zu fünf Meter hoher Kletterstrauch aus der Familie der Ölbaumgewächse. Aus seiner ursprünglichen Heimat Ostindien und China fand der dekorative Zierstrauch im 16. Jahrhundert seinen Weg über türkische Gärten zu uns. Im August und September hüllt sich der Strauch in ein zartes, weißes Blütenkleid, in dem unschwer Mond- und Venusaspekte erkennbar sind.

Der betörende, sinnliche Duft, den die Blüten verströmen, zieht Menschen von alters her in seinen Bann. Jasminduft ist seit Jahrtausenden als Liebesmittel bekannt. Besonders in Indien erfreut sich der Duft der „Königin der Nacht" großer Beliebtheit. Man opfert den Göttern Jasmin, aromatisiert Teemischungen und verwendet die Blüten als Gewürz. In duftenden Ölen und in Parfums entfalten die Blüten ihre erotisierende Wirkung. Tatsächlich leitet sich der Name *Jasmin* vom persischen *Yasmine* ab und bedeutet *wohlriechendes Öl*. Um die große Nachfrage der Parfumindustrie zu befriedigen, wird Jasmin auf riesigen Anbauflächen in Frankreich, Spanien, und vor allem Marokko, kultiviert.

Räucherung:

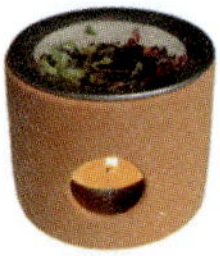

Der zarte, warme Duft wirkt stark auf die emotionale Ebene ein. Wie kaum ein anderer Duft schürt Jasmin die Lebensfreude, löst Ängste und depressive Verstimmungen auf und stärkt das Selbstvertrauen. In einer Liebesräucherung öffnet Jasminduft für Sinnlichkeit und Hingabe. Der zarte Räucherduft geht mit der Yin-Kraft in uns in Resonanz und erhöht die Wahrnehmungsfähigkeit über alle Sinne sowie die Intuition. In einer Räucherung zu Beltane (Walpurgisnacht) verbindet Jasmin mit der Energie der Fruchtbarkeit und Lebensfreude, die in der Natur zu diesem Zeitpunkt vorherrscht.

Sammeltipps:

Im August und September werden die Blüten vorsichtig abgezupft und an einem luftigen, schattigen Ort getrocknet. Anschließend bewahrt man die Blüten am besten in gut verschließbaren Glasbehältern auf, damit sich der feine Duft nicht verflüchtigt.

Johanniskraut

Hypericum perforatum

Synonyme:
Blutkraut, Christi Wundenkraut, Elfenblutkraut, Herrgottsblut, Maria Bettstroh, Sonnwendkraut, Teufelsbanner, Teufelsflucht

Lichtkraft

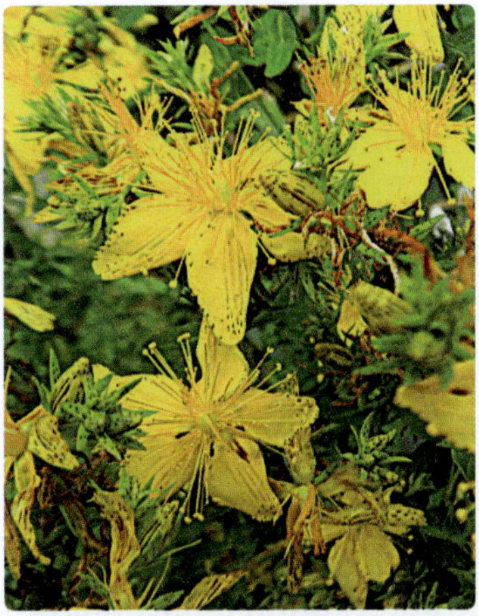

Johanniskraut ist eine Pflanze des germanischen Lichtgottes Baldur und eng mit den Sonnenwenden verbunden. Zur Sommersonnenwende markiert die Pflanze den Höhepunkt der Lichtkraft und den Zeitpunkt, an dem der Lichtgott von seinem blinden Bruder Hödur tödlich verletzt wurde. Nun bricht die Jahreshälfte mit täglich schwindendem Licht an. Zur Wintersonnenwende symbolisiert das Johanniskraut den Sieg der Lichtkräfte über die Dunkelheit und leitet in die helle Jahreshälfte über. Im Zuge der Christianisierung wurde aus dem germanischen Lichtgott Johannes der Täufer, der auf Wunsch der betörenden Salome geköpft wurde.

Das echte Johanniskraut leuchtet uns auf sonnigen, heißen Standorten an Wegrändern und in Gebüschen mit seinen goldgelben Blüten entgegen. Es ist anhand der perforierten Blätter gut zu erkennen. Der Stängel ist so hart, dass man der Pflanze den Namen „Hartheu“ gab. Goldgelb und fünfstrahlig erinnern die Blüten an kleine Sonnen. Zerdrückt man sie, so quillt roter Saft heraus, der die Marssignatur der Pflanze zeigt. Mit diesem kosmischen Einfluss vermag die Pflanze unsere Lebens- und Antriebskraft zu stärken. Sie scheint die ganze Lichtkraft der Sommersonnenwendzeit in sich aufzunehmen, und so ist das Wesen des Johanniskrautes auch in seinem Bezug zum Licht zu finden. Mit dieser Sonnenlichtkraft erfüllt es uns ganz und gar. Die aufhellende Wirkung bei trüber Stimmung ist keine Entdeckung der modernen Medizin, sondern war schon Paracelsus bekannt, der Johanniskraut als Heilmittel bei Depression, Melancholie und Hysterie empfahl. Die Lichtkraft der Pflanze ist so groß, dass bei längerem Gebrauch auch die Lichtempfindlichkeit der Haut erhöht wird.

Für unsere Vorfahren war Johanniskraut eine jener Wetterpflanzen, die, im Kräuterbündel geweiht, gemeinsam mit der Königskerze gegen Blitzschlag und Unwetter verräuchert wurde. Auch Liebeskummer konnten Kräuterkundige mithilfe des „Sonnwendkrauts“ beheben. Als Frauenkraut im Kreis der Bettstrohkräuter half Johanniskraut, die Anspannung bei der Geburt zu besänftigen.

Räucherung:

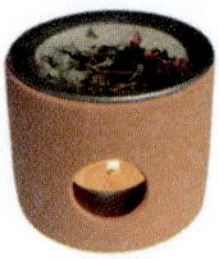

Das Verglimmen des Krautes macht den Bezug zum Licht rasch offenbar. Das zarte, helle Aroma bringt Licht ins Herz und in die Seele, baut Spannungen ab und schützt vor dunklen Energien. Eine Räucherung zu den Sonnenwenden sollte unbedingt Johanniskraut enthalten. Auch die Aura kann mit diesem Duft sehr gut gereinigt werden.

Sammeltipps:
Verwendet werden die Blüten. Die beste Erntezeit ist zwischen dem 21. Juni bis zum Johannitag am 24. Juni.

Kalmus

Acorus calamus

Synonyme:
Ackermagenwurzel, Deutscher Ingwer, Deutscher Zitwer, Magenwurzel, Schwertwurzel

Der spirituelle Krieger

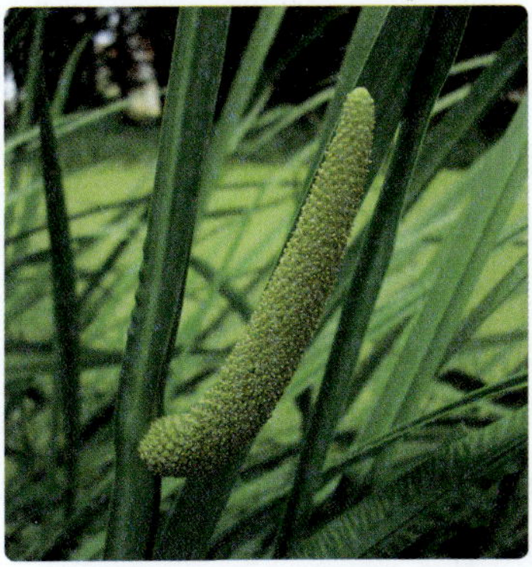

Vermutlich brachten tartarische Reiterhorden den Kalmus im 13. Jahrhundert aus seiner asiatischen Heimat nach Europa. Auf ihren langen Wanderungen desinfizierten sie das Trinkwasser mit der Wurzel. Anderen Quellen zufolge ist Kalmus erst seit dem 16. Jahrhundert bei uns heimisch. Mittlerweile lange eingebürgert findet man dieses Gewächs aus der Familie der Aronstabgewächse an Seen und Teichen in ganz Europa. Die schwertförmigen Blätter schieben sich senkrecht auf eine Höhe bis zu 120 Zentimeter nach oben. Die kleinen Blüten sitzen in großer Zahl an einem Blütenkolben. Verwendet wird die Wurzel, die bis zu einem Meter lang werden kann.

In China genießt Kalmus seit Jahrtausenden als lebensverlängernde Heilpflanze Verehrung. Die Sumerer und Ägypter verwendeten das heilige Rohr, das sie „Kni" nannten, als Aphrodisiakum und für magische Räucherungen. In der ayurvedischen und tibetischen Medizin wird Kalmus als Stärkung für das Gehirn und das Nervensystem geschätzt. Zur Steigerung der Konzentration begleitet der Duft der verräucherten Wurzel Meditationen. Einige nordamerikanische Indianerstämme unterstützten mit dem warmen, würzigen Duft ihre Schwitzhüttenzeremonien wohl aus demselben Grund. Sie erbaten die Hilfe des Pflanzenspirits, um ihren Geist zu reinigen, zu stärken und für höhere Bewusstseinsebenen zu öffnen. Ganz anders ist es jedoch um die volksmedizinische Tradition in Europa bestellt. Hier wurde Kalmuswurzel als magen- und verdauungsstärkend eingesetzt. Die „Magenwurz" ist Bestandteil von Magenbitter und Verdauungslikören.

Kalmus hat einen starken Bezug zum Wasser und damit zum planetarischen Einfluss des Mondes. Die Sumpfpflanze reinigt und stärkt auf körperlicher und energetischer Ebene. Sie vitalisiert den Geist und hellt die Stimmung auf.

Räucherung:

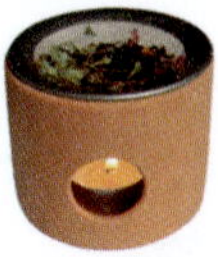

Der warme, holzige, leicht pudrige Duft erzeugt eine mystische Stimmung, die Geist und Sinne wach macht und miteinander verbindet. Er bewirkt einen steten Prozess der Reinigung auf der körperlichen, geistigen und emotionalen Ebene. Er unterstützt die Transformation von Energie in geistige Abläufe und ist als Konzentrationssteigerung für Meditationen zu empfehlen. Der Duft verleiht Mondritualen eine sehr schöne, magische Stimmung.

Sammeltipps:

Kalmus ist eine sehr dekorative Pflanze für den Garten. Die Sumpfpflanze benötigt einen wassernahen Standort und genügend Freiraum. Der bis zu einem Meter lange Wurzelstock schätzt eine schlammige Umgebung. Die Wurzel wird im März oder Oktober geerntet.

Kamille

Matricaria recutita

Synonyme:
Deutsche Kamille, Mägdeblume, Mutterkraut, Kummerblume

Segen

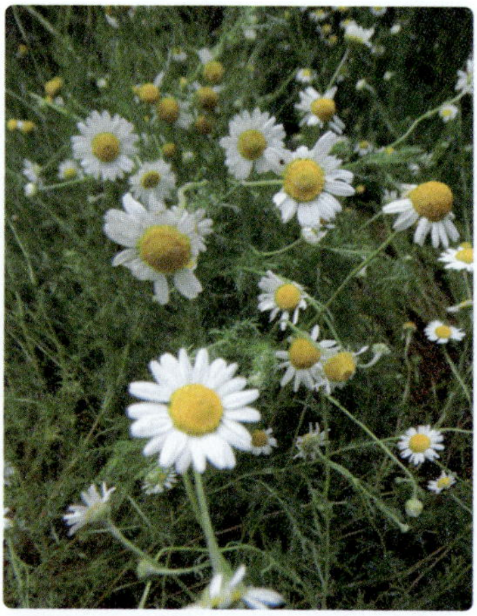

Vermutlich ist keine andere Heilpflanze so bekannt wie die wohltuende Kamille mit ihren vielfältigen Kräften. Sie stärkt uns Menschen seit Tausenden von Jahren mit ihrer Heilkraft. Der lateinische Name *Matricaria* hängt mit dem Wort *Matrix* zusammen, das *Mutter, Stammmutter* oder auch *Gebärmutter* bedeutet. Im Volksnamen „Mutterkraut" finden wir diese Bedeutung überliefert. Darin klingt jedoch auch die mütterliche Fürsorge an, mit der uns das Pflanzenwesen überschüttet. Die einjährige, krautige Pflanze aus der Familie der Korbblütler wächst auf Ödland ebenso wie auf nährstoffreichem Boden. Im Garten lässt sie sich gern von anderen Pflanzen vertreiben, weshalb man der Kamille immer ausreichend Platz geben sollte. Venuskräfte verleihen ihr eine sanfte Ausstrahlung und ein lichtes, freundliches Wesen. Die Wirkstoffe der Kamille sind in mehr als einhundert Medikamenten enthalten und daher wird die große Nachfrage mit dem Anbau weitläufiger Kamillenfelder gedeckt. Die Liste ihrer Heilwirkungen ist lang, vor allem aber wirkt sie entkrampfend, beruhigend und wundheilend. Hildegard von Bingen erwähnt die zerstoßene Kamille als Zutat zu einer wundheilenden Salbe. Die Volksmedizin verschreibt Kamillentee bei Koliken, Bauchweh und Erkältungen. Der Duft lindert Stress, Ärger und Spannungszustände, die sich einem sprichwörtlich „auf den Magen schlagen". Als Lichtpflanze ist sie dem ägyptischen Sonnengott Ra ebenso zugeordnet wie dem germanischen Lichtgott Baldur. Die Licht- und Sonnenkraft der Kamille ist weich und wärmend, besänftigt gereizte Gemüter und schenkt Gelassenheit.

Räucherung:

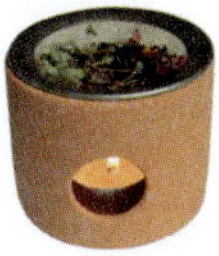

Der warme, sanfte, süße Duft besänftigt das Gemüt nach Ärger und Stress. Dieses Pflanzenwesen entfaltet in jedem Heilungsritual und in jeder Segensräucherung seine ausgleichende, aufbauende Kraft. Eine Räucherung zur Sommersonnenwende verbindet mit der mütterlich schützenden Kraft der „Großen Göttin" unserer Vorfahren. In einem Segensritual unterstützt die Kamille zu diesem Zeitpunkt unsere Vorhaben, die reifen und Früchte bringen sollen. Liegt der Fokus auf Ausgleich und Harmonisierung, so lassen sich Kamille, Melisse und Rose zu einer wohltuenden Mischung verbinden.

Sammeltipps:

Wild wachsend kann die „Echte Kamille" mit der Ackerkamille verwechselt werden, wobei letztere allerdings beim Zerreiben keinen Duft verströmt. Kraut und Blüten werden möglichst vor der Sonnenwende gesammelt und schonend getrocknet. Der Überlieferung nach soll die Kamille besonders heilkräftig sein, wenn man sie in der Sonnwendnacht erntet.

Katzenminze

Nepeta cataria

Synonyme:
Katzenkraut, Katzenmelisse, Steinmelisse

Sinnenfreude

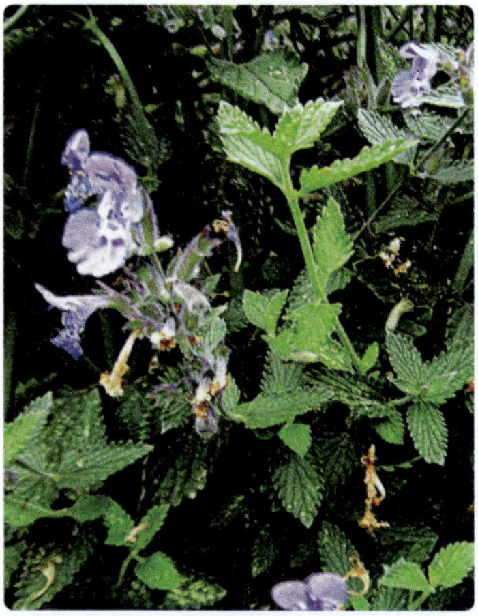

Katzenminze ist eine Pflanze aus der Familie der Lippenblütler und seit Hunderten von Jahren bei uns heimisch. Sie wird bereits in den Kräuterbüchern des Mittelalters beschrieben und auch von Hildegard von Bingen erwähnt. Die ausdauernde, krautige Pflanze war Staude des Jahres 2010. Der vierkantige Stängel trägt graugrüne, filzige, behaarte Blätter. Saturn macht seinen Einfluss in diesem Erscheinungsbild geltend und wirkt auch in der Zähigkeit und im Überlebenswillen der Pflanze. Von April bis September erscheinen die zarten Blüten und ziehen die Bienen in ihren Bann. Imker wissen um die Vorliebe der Bienen und reiben die Bienenkörbe mit dem Kraut ein. Die Katzenminze ist vollgepackt mit ätherischen Ölen, die einen intensiven, aromatischen Duft bewirken. Für die meisten Katzen hat die Pflanze eine ähnlich magnetische Anziehungskraft wie Baldrian. Actinidin ist der Stoff, der die Katzenminze für ihre Namensgeber so unwiderstehlich macht. Die magischen Tiere der Hexen verbinden sich mit der mondhaften Seite der Katzenminze. Sie fördert die Intuition und wurde traditionsgemäß für Fruchtbarkeitszauber eingesetzt. Mit ihrer Hilfe soll man auch in der Lage sein, die Kommunikation mit Tieren zu verbessern. Im Allgemeinen verabscheuen Insekten den Geruch und daher ist Katzenminze in Räuchermischungen zur Insektenabwehr ein Muss. In der Volksmedizin wurde sie aufgrund ihrer harntreibenden, fiebersenkenden und krampflösenden Wirkung eingesetzt. Sie kühlt entzündliche Prozesse und ist leicht euphorisierend.

Räucherung:

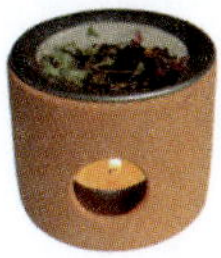

Der zarte, blumige Duft gibt jeder Liebesräucherung eine exotische Note. Nervösen, stressgeplagten und unruhigen Menschen bringt der Duft Entspannung. In einer Abendräucherung hilft die Katzenminze, die Ereignisse des Tages zu verarbeiten und „zur Ruhe zu legen“. Mithilfe dieses Duftes gelingt es, dem steten Auf und Ab im Leben mit mehr Widerstandskraft zu begegnen. Eine Räucherung zu Beltane (Walpurgis) unterstützt die lebensfrohe, auf Fruchtbarkeit fokussierte Energie dieser Jahreszeit. Kreativität, die diesem Prinzip auf der geistigen Ebene entspricht, erhält dadurch kraftvolle Impulse.

Sammeltipps:
Katzenminze ist anspruchslos im Standort. Man findet sie auf Schuttplätzen, Mauern und an trockenen, sonnigen Orten. Sie ist eine dankbare, ausdauernd blühende Gartenpflanze, die die Gesellschaft von Rosen liebt und dazu beiträgt, Schädlinge von den Rosen fernzuhalten. Man sammelt die ganze Pflanze während der Blütezeit. Der Duft hält sich sehr lange in der getrockneten Pflanze und wird beim Zerreiben des Krautes sofort freigesetzt.

Kiefer

Pinus sylvestris

Synonyme:
Fackelbaum, Feuerbaum, Föhre, Kienbaum

Durchhalten

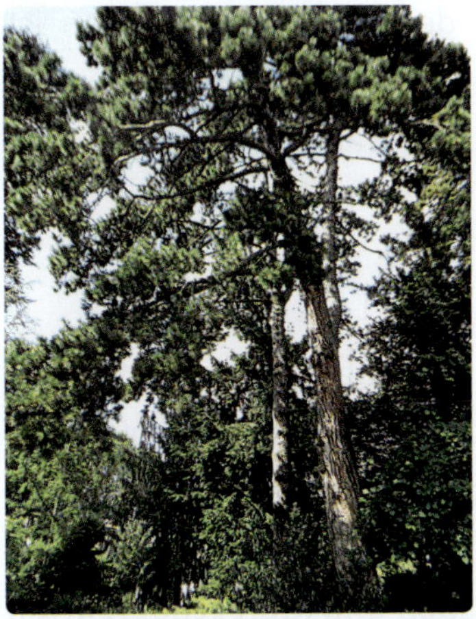

Die Kiefer war nach der Birke der Baum, der unsere Region nach dem Ende der letzten Eiszeit besiedelte. Der Pionierbaum ist bescheiden in seinem Anspruch an Nährstoffen und wächst auch unter sehr ungünstigen Bedingungen in unwirtlichen Gegenden. Es gibt ca. 100 Kiefernarten in der Familie der Kiefergewächse. Seine Ausdauer, Zähigkeit und sein Lebenswille zeichnen den Baum aus. Auf vieles kann die Kiefer verzichten, nur nicht auf Licht. Ihre breit ausladende, das Licht aufsaugende Krone ist Zeugnis dafür. Die rötliche Rinde und der leicht entzündliche Blütenstaub tragen die Feuerenergie von Mars in sich und handelten ihr den Namen Feuerbaum ein. Diese Energie durchtränkt auch das harzreiche Holz, das besonders hell brennt. Kiefernfackeln und Kienspan dienten vor der Zeit der Glühbirne als Beleuchtung. Die keimtötende Wirkung des Harzes schätzten die Ägypter schon vor rund 4000 Jahren. Das daraus gewonnene Terpentin wurde zur Mumifizierung verwendet. Die schleimlösende Kraft und die Wirkung von Nadeln und Harz bei rheumatischen Erkrankungen sind in der Volksmedizin schon seit Langem bekannt.

Für unsere Vorfahren war die Kiefer ein Lichtbaum, ein Symbol für das Sonnenkind. Der „Waldweihrauch" war ein Garant für Ruhe. Der harzige Räucherduft schuf ein schützendes Bollwerk gegen Schwarze Magie, Hexerei und Krankheitsdämonen. Der gelbe, lichtgetränkte Blütenstaub der männlichen Blüten ist leicht entzündlich und wurde zuerst von den Schamanen und Druiden, später von den Gauklern der Wanderbühnen als Feuerzauber eingesetzt.

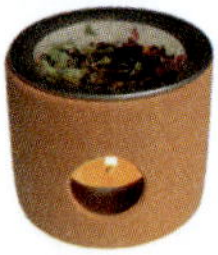

Räucherung:
Der süße, kräftige, harzige Duft ist lichtdurchflutet, freundlich und warm. Dort, wo Traurigkeit und trübe Stimmung die Psyche belasten, vermittelt Kiefernharzduft eine spielerische, leichte Fröhlichkeit. Der Duft schafft eine Atmosphäre der Ruhe und des Friedens, lässt uns durchatmen und Kraft schöpfen, um in schwierigen Zeiten durchzuhalten. In einer Räucherung zur Wintersonnenwende symbolisiert die Kiefer das Licht.

Sammeltipps:
Kiefernharz fließt reichlich, wenn der Baum verwundet ist. Auf einem Waldspaziergang findet man immer wieder Bäume, die das Harz als Wundverschluss absondern. Bitte verletzen Sie keinesfalls (!) die Kiefer selbst, um an ihr Harz zu kommen. Auch die Rinde und die Nadeln kann man räuchern.

Königskerze

Verbascum densiflorum

Synonyme:
Donnerkerze, Fackelkraut, Goldblume, Himmelsbrand, Johanniskerze, Unholdenkerze, Wetterkerze

Aufgerichtet werden

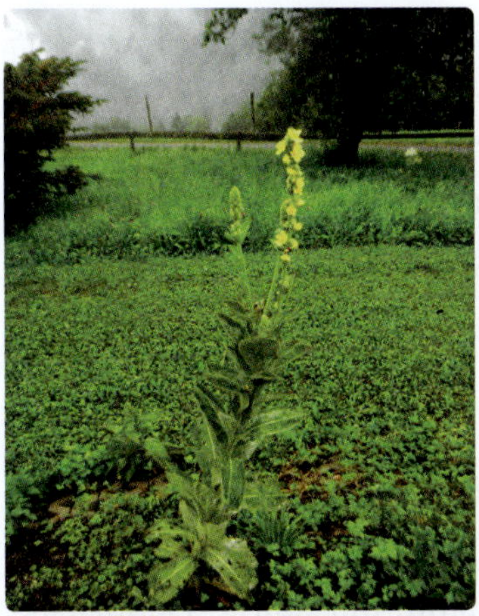

Die Königskerze zählt zu unseren Wetterpflanzen, die dem Glauben unserer Vorfahren nach Haus und Hof vor Unwettern schützten. Sie bevorzugt warme, sonnige Standorte und scheint überhaupt ein eigenes Energiezentrum für die Sonnenkraft zu sein. Die hoch aufgerichtete Haltung der kraftvollen Pflanze verleiht ihr mit den leuchtend gelben, zart duftenden Blüten eine wahrhaft königliche Gestalt. Die Signatur Jupiters ist nicht zu übersehen. Die Königskerze ist von starker Sonnen- und Feuerkraft beseelt (daher Königskerze) und hat die wunderbare Gabe, Spannungen auszugleichen und die Atmosphäre zu harmonisieren. Die Blüten der Pflanze bringen die heilsame Sonnenkraft in Husten- und Erkältungstees.

Im Kräuterbündel, das traditionell am 15. August geweiht wurde, war der „Himmelsbrand" die zentrale Pflanze. Bei einem aufziehenden Gewitter wurde etwas von dem geweihten Bündel ins Herdfeuer geworfen. Der Pflanzengeist wurde auch als schützendes Bollwerk gegen dämonische Kräfte um Hilfe gebeten. Im volkstümlichen Namen „Unholdenpflanze" ist dieser Aspekt erhalten geblieben. Wie viele kultisch verwendete Pflanzen wurde auch die Königskerze nach der Christianisierung der Gottesmutter Maria zugeordnet. Unsere Ahnen tauchten die Stängel in Öl oder Pech und verwendeten sie als Fackel. Die Königskerze durfte bei keinem Haus fehlen. Ihre strahlende Lichtkraft erhellt das Gemüt, weshalb Hildegard von Bingen sie gegen ein trauriges Herz verordnete. Es wäre schön, wenn diese majestätische Pflanze, die schon seit Hunderten von Jahren ein Verbündeter der Menschen ist, wieder einen Ehrenplatz im Garten bekäme.

Räucherung:

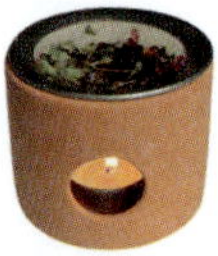

Die Verräucherung der zarten Blüten gleicht Spannungen in der Atmosphäre aus und reinigt Orte und Räume, die durch Streitigkeiten negativ aufgeladen sind. Der starke Lichtaspekt macht die Königskerze für Räucherrituale an den Sonnenwenden bestens geeignet.

Sammeltipps:

Die Blüten werden im Sommer geerntet.

Koriander

Coriandrum sativum

Synonyme:
Krapfenkorn, Schwindelkraut, Arabische Petersilie, Indische Petersilie, Chinesische Petersilie, Wanzendill, Wanzenkraut

Ruhe

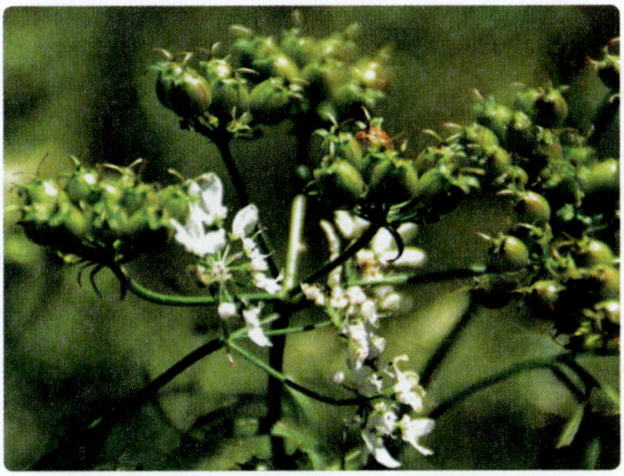

In Koriander steckt das griechische Wort *Koris* für Wanze. Während das frische Kraut einen unangenehmen Wanzengeruch verströmt, duften die getrockneten Früchte sehr angenehm und sind daher ein beliebtes Küchengewürz. Die ätherischen Öle Linalool und Geraniol sind hauptsächlich für den feinen Duft verantwortlich. Wie lang die Gewürztradition zurückreicht, weiß man aus Erwähnungen im Sanskrit und in der Bibel. Aus seiner vorderasiatischen Heimat gelangte Koriander mit den Römern, die ihren Wein damit würzten, über den Mittelmeerraum zu uns. Im Mittelalter entdeckte man, dass der Geruch des frischen

Krautes erfolgreich Flöhe und Läuse vertreibt. Hauptsächlich werden die gemahlenen Samen heute zur Herstellung von Currypulver verwendet. Die volksmedizinische Verwendung lässt sich bis ins alte Ägypten zurückverfolgen. Der Räucherduft der Samen war als Aphrodisiakum bekannt. Die anregende, erwärmende und krampflösende Wirkung erweist sich bei Koliken und Magenkrämpfen als hilfreich. Auf der emotionalen Ebene stärkt die Sonnenkraft dieser Pflanze stressgeplagte, unruhige Menschen und verhilft ihnen zu mehr Tatendrang.

Räucherung:

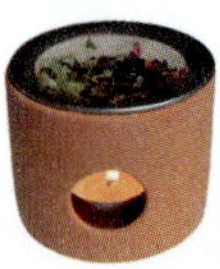

Menschen, die starken, nervlichen Belastungen – bis hin zu Angst – ausgesetzt sind, werden den süßen, warmen Räucherduft des Korianders als sehr wohltuend empfinden. Der Duft vermittelt eine Atmosphäre der Ruhe, die es ermöglicht, das innere Gleichgewicht wiederzuerlangen. Auch Orte, die von unruhiger Energie belastet sind, kann man damit mit Ruhe und Frieden erfüllen.

Sammeltipps:

Wenn man Koriander im Garten zieht, sollte man die Stängel mit den Früchten schon vor der vollständigen Reifung der Samen ernten. Nach der Trocknung schüttelt man die Stängel auf einem Tuch aus.

Labkraut

Galium verum

Synonyme:

Bienenwertel, Bitterstielkraut, gelbes Waldstroh, Klebgras, Liebfrauenstroh, Magerkraut, Marienbettstroh, Sternkraut

Liebe und Fülle

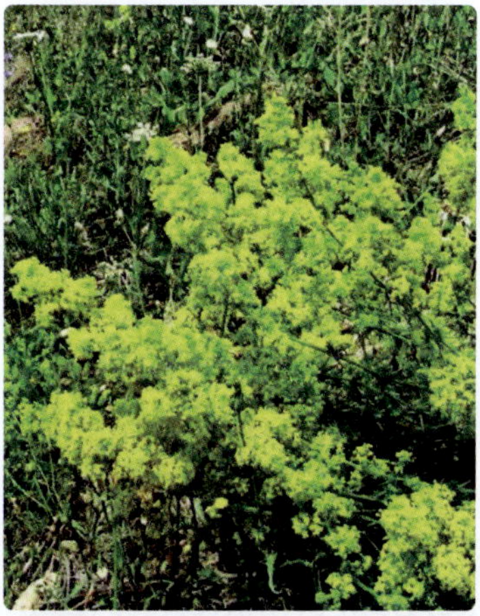

Ein besonderer Räucherschatz wächst – leider immer seltener – auf unseren trockenen Wiesen. Es ist das „Echte Labkraut“, eines unserer alten Bettstrohkräuter, die man früher gebärenden Frauen und Säuglingen in Kissen und Matratzen stopfte. Der süße Duft, für den das Cumarin im Labkraut verantwortlich ist, beruhigt werdende Mütter und Neugeborene. Als Venuskraut war es der germanischen Göttin Freya zugeordnet, die mit ihrem Segen Familien und Liebende schützte und Fruchtbarkeit spendete. Nach der Christianisierung wurde es zu „Maria-Bettstroh“. Der Legende nach bettete Maria das Jesuskind auf Labkraut. Der süße Honigduft, der dem Jesuskind einen ruhigen Schlaf schenkte, zieht auch die Bienen in seinen Bann. Die Aromatherapie nutzt diesen Seelenbalsam, um trübe Stimmungslagen und nervöse Unruhe auszubalancieren. Während der Duft die dunklen Schatten aus dem Gemüt löst, unterstützt das Labkraut auf der körperlichen Ebene die Ausscheidung von Giftstoffen über die Niere.

Die Sennen verwendeten das duftende Kraut zur Käseherstellung. Es enthält einerseits ein Enzym, das die Milch gerinnen lässt, und verleiht dem Käse andererseits auch einen ganz besonderen Geschmack. Der englische Chesterkäse wird heute noch nach diesem Verfahren hergestellt. Labkraut ist eine alte Färberpflanze. Aus den Wurzeln wird ein roter und aus den Blüten ein gelber Farbstoff gewonnen, mit dem man sowohl Stoffe färben als auch malen kann. Feinfühlige Menschen spüren, dass dieses Pflanzenwesen auf ganz besonderen Plätzen wächst, die eine Energie von Liebe und Fülle zu speichern scheinen.
Mit eben dieser Energie beschenkt es uns.

Räucherung:

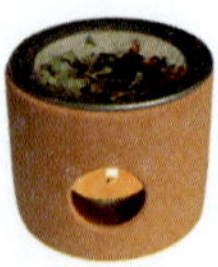

Der feine Duft erinnert an frisch getrocknetes Heu mit ein wenig Honig. Er entspannt, erwärmt und schafft eine Atmosphäre der Aufnahmebereitschaft. Einer Liebesräucherung verleiht der Duft eine erotische Komponente. Zum Schnitterfest (Lammas) und zur Herbst-Tagundnachtgleiche (Mabon) empfiehlt sich eine Räucherung, um einerseits für die Fülle der Gaben in unserem Leben zu danken und andererseits in Liebe anzunehmen, was dem Leben und seiner Entfaltung dient.

Sammeltipps:
Labkraut wächst auf trockenen Wiesen und Böschungen. Während der Blütezeit von Juli bis August wird das ganze Kraut

gesammelt und kopfüber im Schatten in Bündeln getrocknet. Trocknet man es zu schnell, wird es schwarz. Danach wird es möglichst dunkel gelagert.

Lavendel

Lavandula angustifolia

Synonyme:
Echter Speik, Koboldblatt, Zitterblümchen, Zöpfli

Gedankenstille

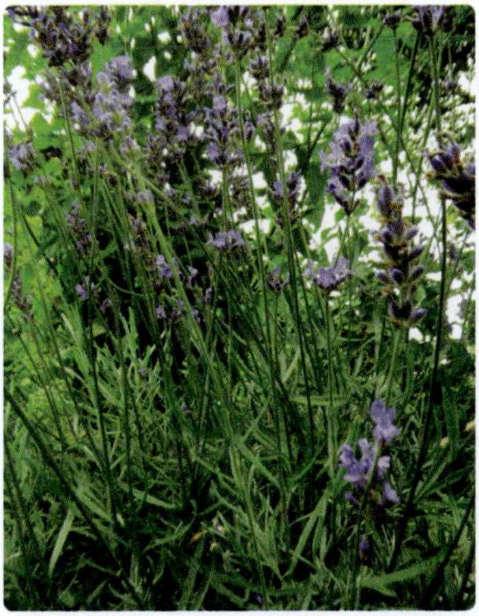

Der Name Lavendel leitet sich von lateinisch *lavare*, in der Bedeutung von *waschen*, ab. Die Pflanze ist ein Kind des Südens und wächst in ihrer ursprünglichen Heimat Südfrankreich bis hoch an die Berghänge hinauf. Dieser wild wachsende Lavendel kann die große Nachfrage nach dem ätherischen Öl natürlich nicht erfüllen und so kultiviert man riesige Felder in Tallage mit Lavandin, einer Züchtung aus dem wilden Lavendel und dem Speicklavendel. Der kleine Strauch stammt aus der Familie der Lippenblütler und trägt weiche, filzige Blätter auf den zähen Stängeln. Im Juli und August verströmen die tiefblauen Blüten einen intensiven Duft, der angenehm entspannend wirkt.

Schon in der Antike wurden Krankenzimmer mit Lavendelduft gereinigt. Merkur, mit seiner luftigen, kühlenden Ausrichtung, manifestiert sein archetypisches Prinzip im Lavendel. Die Aromatherapie macht sich diesen kühlenden Aspekt bei Insektenstichen, Verbrennungen und zur Schmerzlinderung zunutze. Der feine Duft erfüllt in Lavendelsäckchen unsere Wäscheschränke und ist in synthetischer Form in vielen Pflegeprodukten zu finden. Vor allem aber ist Lavendel eine Seelenpflanze, die mit Duft und Farbe Linderung bei Unruhe, Depression, geistiger Erschöpfung, Stress und Reizbarkeit bringt.

Räucherung:

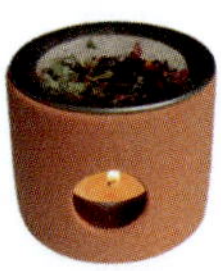

Sehr gut lassen sich die zarten Blüten auf dem Lavastövchen oder am Rande des Metallsiebes verräuchern. Sie verglimmen dann ganz langsam und erfüllen den Raum lange Zeit mit ihrem frischen Duft. Der Duft senkt sich wohltuend tief in die Seele und reinigt gleichsam von innen her. Der Geist wird klar, still und konzentriert. Überreizte Gefühle beruhigen sich. Wenn Entscheidungen anstehen oder eine Neuorientierung angestrebt wird, ist eine Lavendelräucherung eine gute Vorbereitung dafür.

Sammeltipps:

Lavendel kann man im Garten problemlos ziehen. Noch bevor die Pflanze vollständig erblüht ist, wird sie geerntet.

Lebensbaum - Thuja

Thuja occidentalis

Synonyme:
Abendländischer Lebensbaum, Hecken-Thuja, Sumpfzeder, Weiße Zeder

Selbstbestimmung

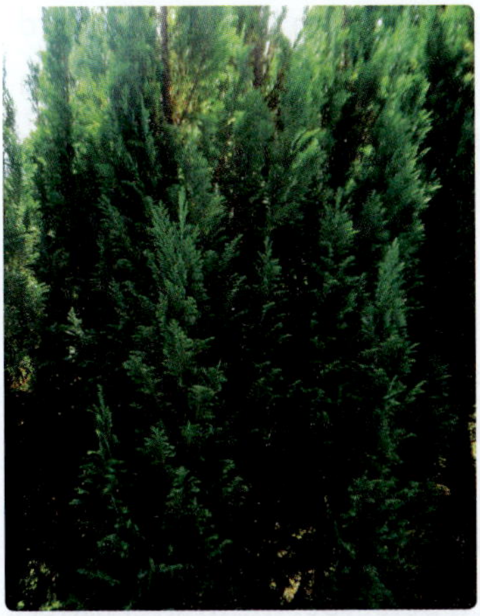

Die Thuje kam erst im 16. Jahrhundert aus ihrer nordamerikanischen Heimat nach Europa. Für die indianischen Völker ihres Ursprungslandes war sie tatsächlich ein Lebensbaum. Das strapazierfähige Holz wurde für die Herstellung von Pfeilen und Bögen verwendet, diente zum Bau der Kanus und zur Errichtung der Wohnstätten. Aus der Rinde fertigte man Bekleidung und Behältnisse an. Den Namen Lebensbaum verdankt die Thuje ihrem immergrünen Nadelkleid, das der Vergänglichkeit zu trotzen scheint. Der Stamm teilt sich bald in mehrere Stämme, die vom Blattwerk schützend nach außen abgeschirmt werden. Wie geklöppelte Spitzen mutet dieses grüne Blattkleid an und bietet damit einen filigranen Gegensatz zur Strenge des kegelförmigen Wuchses. Die Kraft der Thuje scheint sich zur Mitte hin auszurichten und

sich im dunklen Innenraum zu zentrieren. Alles an dem Baum vermittelt Klarheit und Ausrichtung auf das Wesentliche. Die Strenge Saturns nimmt uns hier an der Hand, um uns zur Mitte, zum Zentrum der Dinge, zu führen.
Die Thuje ist stark giftig!

Das ätherische Öl in den Zweigspitzen wirkt antirheumatisch, antineuralgisch und schweißtreibend. In der Volksheilkunde wurde die Thuje jahrhundertelang als Abtreibungsmittel eingesetzt. Im Gegensatz zur tödlichen Verwendung hierzulande wurde der Lebensbaum von den indianischen Urvölkern Nordamerikas als Kraftbaum verehrt, der ein Helfer in Transformationsprozessen war. In der rituellen Verräucherung wurde der Kontakt zu den Ahnen gesucht.

Räucherung:

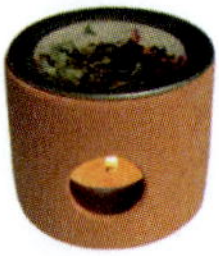

Thuje duftet nach Wald, frisch, streng und balsamisch zugleich. Diesem Aroma kann man sich kaum entziehen. Die Duftimpulse zielen auf das Innehalten, Überprüfen und auf die Klärung alter Lasten, die man im Zuge dieses Prozesses loslassen und verabschieden kann, ab. Auch die Themen Selbstbestimmung, innere Freiheit und das Loslösen aus manipulativen Übergriffen werden von diesen klärenden Duftimpulsen berührt. Eine Räucherung zu Samhain (Allerheiligen) unterstützt die Klärung von belastenden Ahnenthemen. In den Rauhnächten fordert der Saturnaspekt der Thuje ein Innehalten und die Überprüfung von Lebenszielen ein. Auf jedem Fall sollte man diesem starken Pflanzenspirit mit Achtung und Respekt begegnen.

Die Thuje ist giftig. Daher bitte nur kleine Mengen bei offenem Fenster verräuchern. Eine Räucherung im Freien ist vorzuziehen.

Sammeltipps:
Die grünen Zweigspitzen und die Rinde können ganzjährig gesammelt werden.

Linde
Tilia cordata, Tilia platyphyllos

Synonyme:
Bastholz, Gerichtsbaum, Hartlinde, Sommerlinde (Tilia platyphyllos), Winterlinde (Tilia cordata)

Harmonie

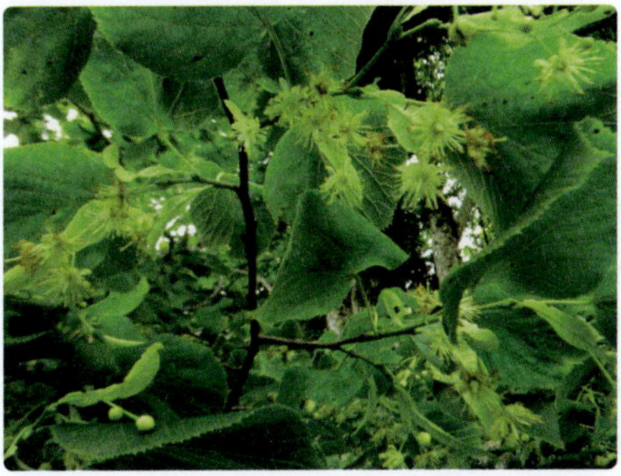

In Mischwäldern, Parkanlagen und Alleen begegnet man diesem stattlichen Baum mit der breiten Krone. Von alters her ist die Linde eng mit dem Lebensraum der Menschen verbunden, wo sie auf einem freien Standort mit nahrhaftem Boden bis zu eintausend Jahre alt werden kann. Alles an der Linde mutet weich und liebevoll an. Venuskräfte zeigen sich in den herzförmigen Blättern, dem süßen Duft der Blüten und dem Holz, aus dem die schönsten Schnitzarbeiten hergestellt worden sind. Der Name der Linde leitet sich von indogermanisch *lentos*, in der Bedeutung von *weich, biegsam*, her und erinnert an den biegsamen Rindenbast, aus dem schon die Pfahlbauer Körbe und Matten geflochten haben.

Als Mittelpunkt des Dorfes war die Linde ein sozialer Treffpunkt. Unter ihrem Blätterdach wurde beratschlagt, getanzt, gefeiert, geheiratet und Gericht gehalten. Die Germanen weihten die Linde der Göttin Freya. Sie war Schirmherrin der Liebe, der Familie und des Heimes. Nach der Christianisierung trat die Gottesmutter Maria an die Stelle dieser Göttin unserer Vorfahren. Häufig sind Kapellen und Verehrungsstätten Marias von Linden umgeben.

Viele unserer Volkslieder sind eng mit der Linde verknüpft und zeugen von der innigen Beziehung zwischen den Menschen und diesem Baum, der vormals in jedem Hof als schützende Kraft wirkte. Wenn die Blüten im Sommer ihren balsamischen Duft verströmen, ziehen sie nicht nur die Bienen an, sondern nehmen auch die Kraft der Sonne auf. Im Winter, wenn uns Erkältungskrankheiten plagen, hüllt uns der Lindenblütentee wohltuend in die Wärme des Sommers und die mütterliche Liebe der Gottheit ein, die unsere Ahnen in der Linde wirken sahen.

Räucherung:

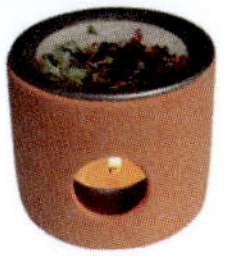

Der feine, zarte Duft verräucherter Lindenblüten umgibt uns mit einer sanften, liebevollen Schwingung. Die Blüten scheinen von der schützenden, mütterlichen Liebe einer weiblichen Gottheit erfüllt zu sein. Stille und Ruhe senken sich in Geist und Herz. Eine Räucherung ist besonders unruhigen, gehetzten Menschen sehr zu empfehlen. Auch wenn man abends schwer zur Ruhe kommt, weil man die Ereignisse des Tages nicht loslassen kann, bringt der zarte Räucherduft der Blüten Ruhe und Entspannung. Lindenblüten passen gut in Räucherrituale, die Lebensfreude und das liebevolle Miteinander zelebrieren, sowie zu den Jahreskreisfesten von Walpurgisnacht bis zur Herbst-Tagundnachtgleiche.

Sammeltipps:

Die Blüten werden im Juni und Juli gesammelt und nach der Trocknung am besten in einem Leinensäckchen aufbewahrt.

Mariendistel

Carduus marianus

Silybum marianum

Synonyme:

Fieberdistel, Frauendistel, Gottesgnadenkraut, Krebsdistel, Heilandsdistel, Magendistel, Milchdistel, Viehdistel, Weiße Wegdistel

Individualität

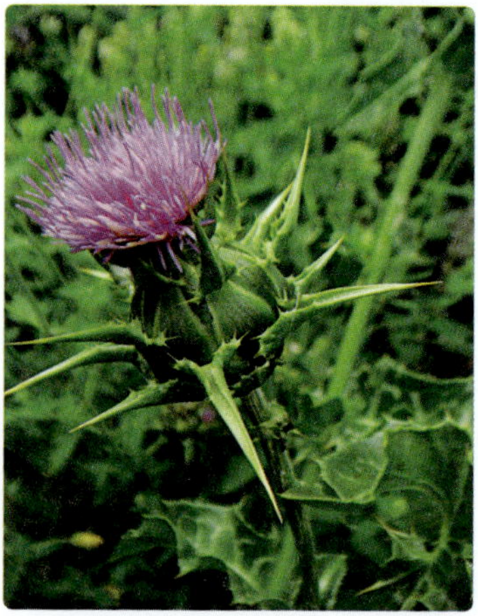

Die zweijährige Pflanze aus der Familie der Korbblütler ist im Mittelmeerraum weit verbreitet. Bei uns findet man sie manchmal, aus Gärten und Kulturen ausgewildert, an warmen, trockenen, steinigen Plätzen. Die Mariendistel wird bis zu eineinhalb Meter hoch und zeigt in ihrem stattlichen Erscheinungsbild die Kraft des Planetengottes Jupiter, der im Körper über die Leber regiert. Die leberentgiftenden und -stärkenden Eigenschaften dieser Heilpflanze sind bemerkenswert. Die medizinische Nachfrage nach der Mariendistel ist groß und so wird sie heute in riesigen Kulturen, etwa im Waldviertel (Österreich), angebaut. Auch Mars ist mit seinem Einfluss offensichtlich. Die spitzen Dornen und die purpurrote Blüte zeigen seine kriegerische Handschrift, die uns Abwehrkräfte verspricht. Die Tradition als Heilpflanze geht weit zurück. Schon im Mittelalter wurde sie in heimischen Klostergärten angebaut. In einer Legende wird erzählt, dass Maria das Jesuskind auf der Flucht vor Herodes direkt neben einer Mariendistel stillte. Als ihre Milch dabei auf die Blätter der Distel tropfte, hielt die Pflanze diese Milchtropfen zu Ehren Marias in ihren Blättern fest. Die Wesenheit der Mariendistel fällt beim Anblick der imposanten Pflanze sogleich ins Auge. Sie ist gegen Übergriffe ihrer Umwelt bestens ausgerüstet und weist Angriffe von Tieren und Menschen dornenbewehrt ab. Der Schutz des Freiraumes geht Hand in Hand mit der Stärkung der Lebenskraft, die mit der Funktion der Leber als Entgiftungsorgan in Zusammenhang steht.

Räucherung:

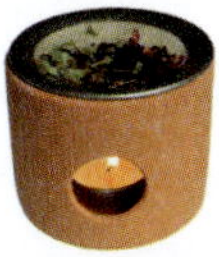

Die Duftimpulse dieses Pflanzenwesens führen von Konformitätszwang und zu hoher Anpassung hin in die eigene Individualität und zu liebevoller Abgrenzung. Menschen, die dem Druck ihrer Umwelt allzuoft nachgeben, ausgenutzt oder gemobbt werden, lernen mithilfe der Mariendistel, „Nein“ zu sagen und ihren persönlichen Freiraum zu schützen.

Sammeltipps:

Am besten weist man der Mariendistel im Garten einen warmen, trockenen Standort zu. Verwendet werden die Blütenköpfe mit den fast reifen Samenkörnern und die Blätter. Nach dem ersten Trockenvorgang in der Sonne kann man die Samen aus den Blütenköpfen herausschütteln und gesondert weitertrocknen.

Mädesüß

Filipendula ulmaria

Synonyme:
Bacholder, Federbusch, Geißbart, Immenkraut, Metkraut, Rüsterstaude, Spierstrauch, Wiesenkönigin, Wilder Flieder

Tor ins Neue

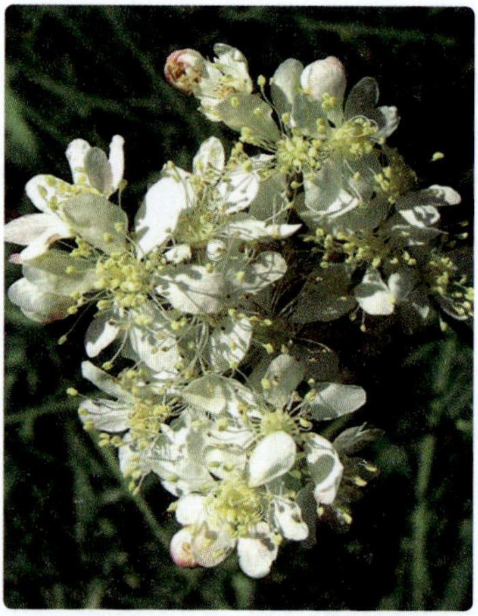

Im Juni oder Juli scheinen manche feuchte Wiesen über und über mit duftenden Wattegebilden bedeckt zu sein. Die Pflanze, die hier so große Bestände bildet, ist ein uraltes Ritualkraut der Druiden. Zusammen mit Eisenkraut, Mistel und Wasserminze war das Mädesüß eine mystische Pflanze der keltischen Kultur. Zum einen wurde sie in der Sonnwendnacht gepflückt und in Haus und Stall zur Abwehr dämonischer Kräfte aufgehängt. Zum anderen markierte der süße Räucherduft den Übergang in eine neue Phase. Insbesondere junge Mädchen wurden beim Übertritt in das Leben einer erwachsenen Frau damit beräuchert. Als Streublume bedeckte die Pflanze Fußböden, um die Räume mit ihrem feinen Aroma zu erfüllen. Brautpaaren wurden die Blüten auf den Weg gestreut. Um dem Met mehr Geschmack und Pep zu verleihen, würzte man ihn mit Mädesüß. Der Name lässt sich dennoch vermutlich nicht von Met herleiten, sondern eher von „Mahdsüße“, dem süßen Duft des frisch gemähten Grases. Auch der englische Name „meadow sweet“ scheint diese Herleitung zu bekräftigen. Die Bienen schätzen diese Süße. Findige Imker rieben die Bienenstöcke mit Mädesüß aus, um sie für das summende Volk attraktiv zu machen.

In der volksmedizinischen Tradition ist die schmerzstillende Wirkung der Pflanze schon lange bekannt. Sie enthält natürliches Aspirin in Form von Salicylsäure. Das erklärt auch die Linderung von Kopfschmerzen. Eine zu reichhaltige Dosis des Duftes verursacht allerdings Kopfweh.

Die feuchten Standorte, die sich Mädesüß oftmals mit Beinwell, Baldrian, Gilb- und Blutweiderisch teilt, machen den Bezug zum Wasser und den Kräften des Mondes deutlich. Das Tor zum Unbewussten und Intuitiven kann mithilfe dieser Pflanze geöffnet werden. Als Rosengewächs ist sie mit Venus verbunden, die uns ein heiteres Gemüt und Liebe schenkt.

Räucherung:

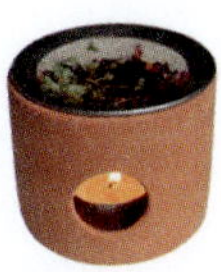

Der süße, würzige Duft entspannt nach einem harten Arbeitstag und beruhigt überreizte Nerven. Von der träumerischen, magischen Atmosphäre fühlen sich auch Naturwesen angezogen. Mädesüß eignet sich sehr gut für ein Räucherritual, das den Beginn eines neuen Lebensabschnittes markiert. Es öffnet für die erwartungsvolle Freude des Neubeginns und erleichtert das Loslassen von alten Gewohnheiten und Lebensumständen. In der keltischen Tradition schätzte man die Förderung der Intuition und des Traumbewusstseins. Der Aspekt des Neubeginns bereichert auch eine Imbolc-Räucherung (Maria Lichtmess).

Sammeltipps:
Von Juni bis August sammelt man die Staude, sobald sie Blütenknospen zeigt oder die Blüten gerade erst offen sind. Im Garten muss man dafür sorgen, dass die Pflanze ausreichend Wasser erhält. Die jungen Blätter sammelt man im Frühjahr.

Meisterwurz

Imperatoria, Ostruthium

Synonyme:
Bergwurz, Brustwurz, Durstwurz, Kaiserwurz, Magisterwurz, Rauschwurz

Innere Sicherheit

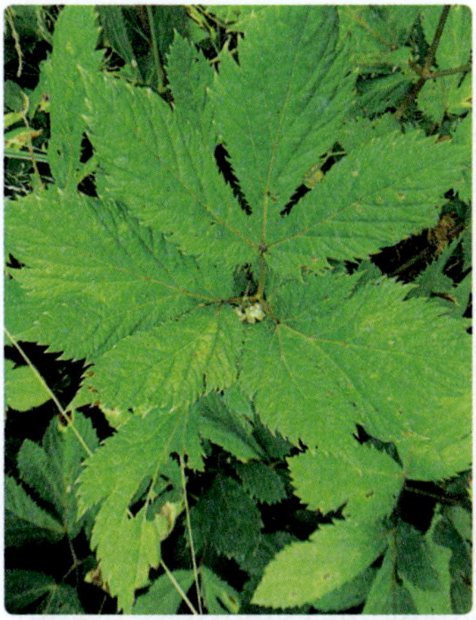

Meisterwurz ist eine Gebirgspflanze, die ob ihrer Heilkräfte bei Menschen, die die Pflanze aus ihrer Bergheimat kennen, seit jeher große Wertschätzung genießt. Die Meisterwurz liebt es feucht und steinig. Sie siedelt sich daher gerne an Gebirgsbächen bis zu 2000 Meter Höhe an. Die weißen Blütenschirme weisen sie als Mitglied der Familie der Doldenblütler aus, zu der wichtige Heil-, aber auch Giftpflanzen zählen (Anis, Kümmel, Schierling). Diese prachtvolle Pflanze ist heute vielerorts schon geschützt.

Ihre schutzmagische Tradition wurde besonders von den Menschen in den alpinen Gebieten gepflegt und bewahrt. Man verräucherte die Wurzel, um sowohl Menschen und Tiere als auch Orte vor dunklen Energien zu schützen. Sonne und Jupiter entfalten ihre Kräfte in der Meisterwurz und verleihen ihr eine selbstbewusste, königliche Präsenz, die destruktive Einflüsse abwehrt. Sie stärkt den Magen und die Galle, regt den Stoffwechsel an und reinigt das Blut. In vielen Magenschnäpsen entfaltet sie ihre verdauungsfördernde Wirkung. In der Volksmedizin war diese bemerkenswerte Pflanze als Gegenmittel für Gifte bekannt. Von Paracelsus ist überliefert, dass er immer ein Stück dieser Wurzel als Schutz bei sich trug. Tatsächlich weiß man heute aus medizinischen Forschungen, dass die Meisterwurz antioxidative Wirkung hat.

Räucherung:

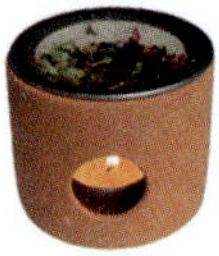

Der Duft ist zu Beginn eindringlich bis scharf. Er führt in das Vertrauen, in die eigene Kraft, hilft, einengende Zustände zu durchbrechen und stärkt das Selbstbewusstsein. Dieser Duft eignet sich sehr gut für Reinigungsrituale, da er destruktive Energien abwehrt, schützt und gleichzeitig Kraft schenkt.

Sammeltipps:

Da die Pflanze vielerorts schon geschützt ist, empfiehlt es sich, die Wurzel im Fachhandel zu kaufen, damit gefährdete Bestände nicht geschädigt werden.

Melisse

Melissa officinalis

Synonyme:
Bienenfang, Bienenkraut, Citronelle, Honigblume, Herztrost, Mutterkraut, Zitronenmelisse

Seelenbalsam

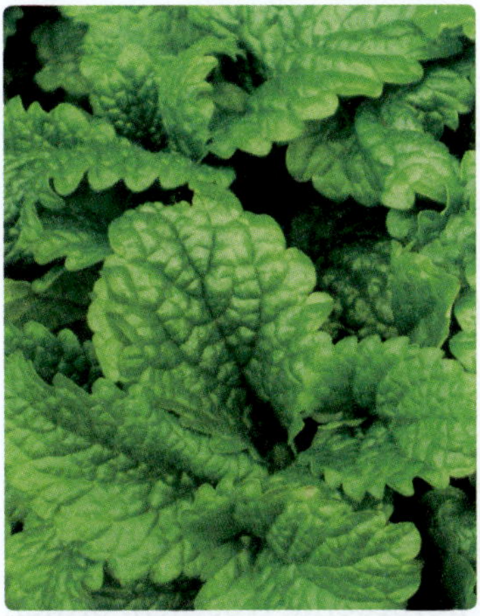

Ursprünglich im Mittelmeerraum und im Orient beheimatet, hat die Melisse auf ihrem Expansionszug mittlerweile ganz Europa erobert. Ihren Namen verdankt die Pflanze aus der Familie der Lippenblütler dem griechischen Wort *Melissa*, das soviel wie *Honigbiene* bedeutet. Der enge Bezug zum Bienenvolk begegnet uns auch in den volkstümlichen Namen „Bienenkraut" und „Bienenfang". Die Imker rieben früher die Bienenstöcke mit der duftenden Pflanze aus, um die Bienen im Stock zu halten, und trugen die Pflanze am Körper, um die Bienen zu besänftigen und so ihre Imkerarbeit leichter durchführen zu können. Die Melisse liebt warme, sonnige Standorte und verströmt an solchen Plätzen verschwenderisch einen intensiv zitronigen Duft. Getrocknetes Pflanzenmaterial behält den Duft nicht lange.

Die leuchtend grünen Blätter offenbaren venusische Kräfte, die schützend, ausgleichend und beruhigend auf Körper und Gemüt wirken. Die Blattnerven weisen auf die Wirkung der Pflanze auf die Nerven hin. Die balsamischen Venuskräfte dieses Pflanzenwesens lindern nervöse Herz-, Magen- und Darmbeschwerden, helfen bei Spannungskopfschmerz und Allergien. Auch das Herzchakra erfährt die sanfte Heilkraft der Melisse. Bei schlechter Stimmung und Mutlosigkeit schenkt der Pflanzengeist uns Fröhlichkeit, Wärme und Hoffnung. Der Zivilisationskrankheit Überforderung begegnet die Melisse, indem sie Ruhe und Gelassenheit spendet und damit die Vitalkräfte aufbaut. Die krampflösenden Eigenschaften wirken sich gleichermaßen positiv auf körperliche Beschwerden als auch auf seelische Spannungszustände aus. Zudem ist Melisse schlaffördernd und hilft unserem Gedächtnis auf die Sprünge. Kein Wunder, dass Hildegard von Bingen diese Pflanze sehr geschätzt hat.

Räucherung:

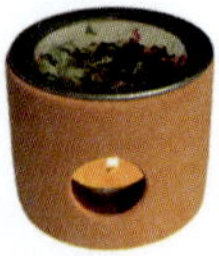

Geräuchertes Melissenkraut verströmt einen zarten, zitronigen Duft, der heilsame Stille und Gelassenheit bringt. Die Venuskräfte dieses Pflanzenwesens sind wohltuend, tröstlich, öffnen das Herz und lassen es leicht werden. Eine Melissenräucherung kann man sich selber nicht oft genug schenken.

Sammeltipps:

Verwendet werden Blätter und Stängel, die man noch vor der Blüte erntet.

Mistel
Viscum album

Synonyme:
Albranken, Bocksfutter, Donarbesen, Donnerbesen, Drudenfuß, Glückszweig, Hexenbesen, Heil aller Schäden, Heiligenkreuzholz, Knisterholz, Wintergrün

Bewegung und Transformation

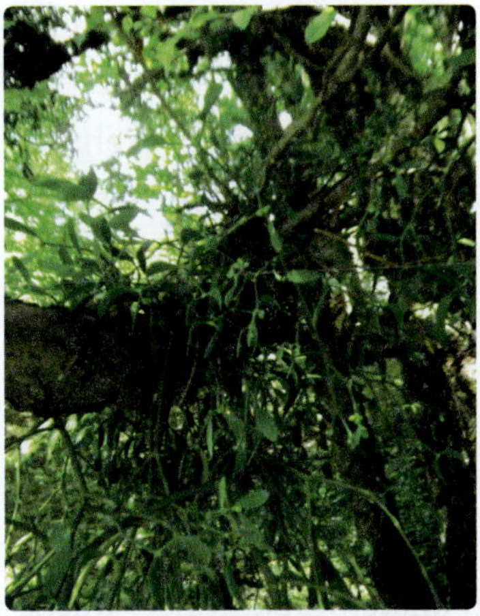

Die Mistel ist ein Halbschmarotzer, der Nährstoffe und Wasser von seinem Wirtsbaum bezieht. Die strauchartige kleine Pflanze wächst sozusagen zwischen Himmel und Erde, offen für die Aufnahme von Energie aus dem Kosmos und aus dem mütterlichen Prinzip der Erde. Vorzugsweise siedelt sie sich auf Bäumen an, die auf Störzonen stehen. Die Fruchtreife zur Zeit der Wintersonnenwende barg für unsere Vorfahren den Zauber des Geheimnisvollen. Wie stark mussten die Schöpfungs- und Fruchtbarkeitskräfte in dieser Pflanze wirken, um mitten in der winterlichen Ruheperiode die schleimigen, weißen Beeren hervorzubringen. Saturn, der Herrscher über den letzten Teil des Jahres, manifestiert sich in der Mistel.

Das wässrige Mondprinzip als Brücke zum Unbewussten offenbart sich in den weißen, schleimigen Beeren.

Neben Efeu, Stechpalme und Tanne ist die Mistel eine der winterlichen Ritualpflanzen unserer Vorfahren. Die weißen Beeren symbolisierten das männliche Fruchtbarkeitsprinzip der winterlichen Sonnenmysterien. Der Brauch, Mistelzweige über die Schwelle zu hängen, um von den kosmischen Mächten Schutz und Segen für das Haus zu erbitten, hat nichts an Aktualität eingebüßt. Der Kuss unter dem Mistelzweig war ursprünglich ein Friedenssymbol. Unter der heiligen Pflanze versöhnten sich Feinde und gaben sich den Friedenskuss. Eine Reihe volkstümlicher Namen wie „Drudenfuß" oder „Hexenbesen" verweist auf die schutzmagische Verwendung der Mistel. Welche Verehrung die Pflanze bei unseren keltischen Vorfahren genoss, lässt sich aufgrund der sakralen Sammelrituale, von denen Plinius berichtet, erahnen. Angeblich wurden die Mistelzweige mit einer goldenen Sichel geschnitten und durften keinesfalls mit dem Erdboden in Berührung kommen, um ihre kosmische Energie nicht in die Erde abzuleiten. In diesem Allheilmittel der Druiden entdeckte Rudolf Steiner einen Helfer gegen Krebsmetastasen, und mittlerweile nützt die Medizin Mistelpräparate als wachstumshemmenden Faktor in der Krebstherapie. Als Gewächs zwischen Himmel und Erde ist der Mistel eine öffnende Kraft im Schwellenbereich zu eigen. Die Mythologie erzählt, dass die griechische Göttin Persephone die Tore zur Unterwelt mit einem Mistelzweig aufschloss. Als Begleiter über die Schwelle ins Unbewusste, Unbekannte oder in eine neue Phase hat das Kraut starke Schutz- und Transformationskraft.

Räucherung:
Der süße, krautige Duft ist ein Begleiter für den Schritt über die Schwelle in eine neue Etappe. Die Mistel transformiert dunkle Schwingungen in helle und öffnet die Tore zu unbewussten Kräften und Möglichkeiten. Sie unterstützt Räucherrituale zu den Sonnenwenden, wenn sich die jahreszeitliche Energie verändert. In den Rauhnächten ist diese außergewöhnliche Pflanze eine geschätzte und unverzichtbare Unterstützung. Als weihnachtliches Ritual oder auch zu Neujahr eignet sich Mistelkraut sehr gut für eine Schutz- und Segensräucherung. Als Pflanzenwesen zwischen den Welten verbindet sie verschiedene Seinsebenen. Mit ihrer Hilfe kann man schamanische Reisen unternehmen und Rituale zur Visionssuche durchführen.

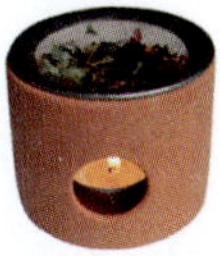

Sammeltipps:
Mistelblätter und -zweige werden von Herbst bis Frühling gesammelt. Die weißen Beeren werden in der Verräucherung nicht verwendet. Nachdem sich der kleine Strauch von verschiedenen Wirtsbäumen ernährt, nimmt er natürlich auch immer Informationen des Wirtsbaumes auf. Sie sollten in der Verräucherung darauf achten, auf welchem Baum Ihre Mistel gewachsen ist, und welche Duftbotschaften des Baumes sie damit ebenfalls in verschleierter Weise an Sie überbringt.

Muskatellersalbei

Salvia sclarea

Synonyme:
Muskatellerkraut, Römischer Salbei, Scharlei

Kreativität

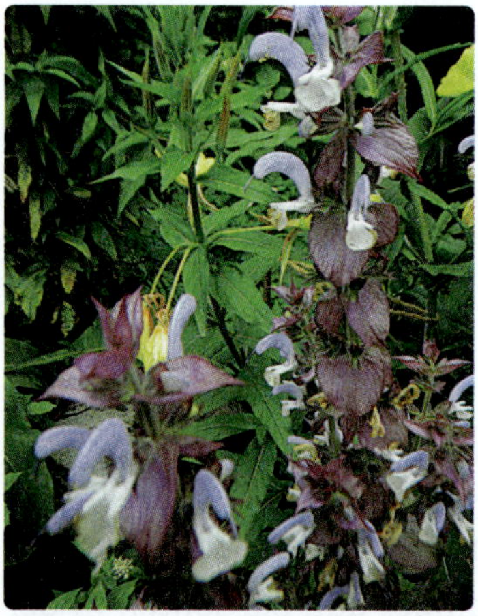

Wer nach aphrodisierenden Düften sucht, wird in alten Kräuterbüchern unter anderem beim Muskatellersalbei fündig. Der Lippenblütler mit den zartrosa bis blassvioletten Blüten enthält viele Pheromone, welche die Sinnlichkeit der Frau wecken. Allerdings kann sich nicht jeder mit dem schweißähnlichen Duft anfreunden. Die ursprüngliche Heimat des Muskatellersalbeis ist der Mittelmeerraum. In heimischen Gärten ist die dekorative Pflanze leider noch immer selten zu sehen, obwohl sie im Hinblick auf die Standortbedingungen nicht anspruchsvoll ist. Aufgrund der steigenden Nachfrage nach dem ätherischen Öl gibt es mittlerweile große Anbauflächen in Frankreich, Italien und Spanien.

Hildegard von Bingen empfiehlt Muskatellersalbei gegen Magenschmerzen. Früher wurden Wein und Bier mit dem Kraut gewürzt, um die rauschhafte Wirkung zu verstärken. Die wahre Heilkraft des Muskatellersalbeis liegt jedoch in seiner heilsamen Einflussnahme auf die Psyche. Euphorisierend belebt er zugleich alle Sinne, löst tiefe Verspannungen und führt zu beschwingter Lebensfreude. Er öffnet die Tür zu unseren kreativen Kräften und inspiriert dazu, den Herausforderungen des Lebens bereitwillig zu begegnen.

Räucherung:
Der eigenwillige Räucherduft ist befreiend und stimulierend für Körper, Herz und Seele. Eine Mischung mit Jasmin, Rose und Sandelholz ergibt einen sehr schönen Duft für Sinnlichkeit und Erotik. Muskatellersalbei vertreibt die dunklen Winterschatten aus dem Gemüt und eignet sich damit für die Jahreskreisfeste von Imbolc (Maria Lichtmess) bis Beltane (Walpurgisnacht). Muskatellersalbei ist menstruationsfördernd und sollte daher während der Schwangerschaft nicht geräuchert werden.

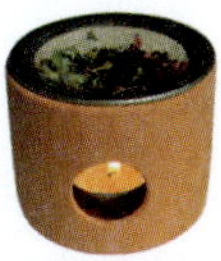

Sammeltipps:
Für eine kreative und extravagante Räuchermischung werden die Blüten im Juni vorsichtig abgezupft und schonend getrocknet.

Pfingstrose

Paeonia officinalis

Synonyme:
Bauernrose, Benediktenrose, Bubenrose, Essigrose, Freisamrose, Gichtrose, Gichtwurz, Kirchenrose, Marienblume, Pfundrose, Pfaffenrose, Rose ohne Dornen

Sinnenfrohe Lebenskraft

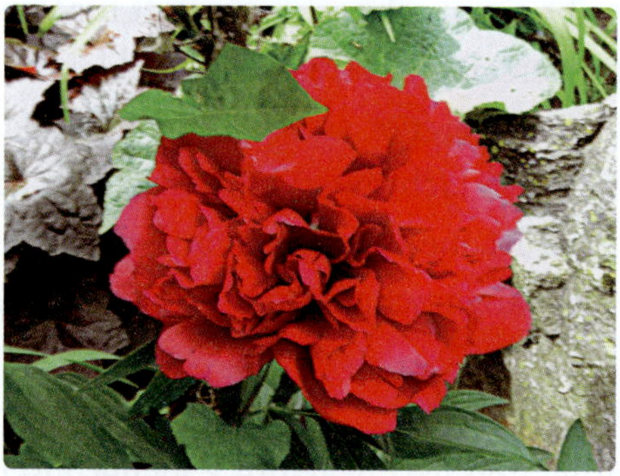

Die in Europa beheimatete Strauchpäonie ist ein krautiger kleiner Busch, der rund 50 Zentimeter hoch wird und jedes Jahr von Neuem austreibt. Über dem satten grünen Laub erheben sich die eleganten Blüten, die ein Farbspektrum von Rosa, Rot, Lila, Weiß, Violett bis fast Schwarz aufweisen. Die Blüten strahlen in üppiger Pracht und vereinen Sonnenkraft und die selbstbewusste Präsenz Jupiters in sich. Nicht zu vergessen das Quäntchen Venus, das sich in ihrer Schönheit entfaltet. Die blutroten

Samenkörner, im Volksmund als „Schreckkörner“ bekannt, machen auf die Marskräfte in dieser schönen Pflanze aufmerksam. Dazu passt auch die selbstbewusste Art, mit der sie ihren Lebensraum einnimmt und Schädlinge abweist.

In der griechischen Mythologie war sie dem Lichtgott Apollo geweiht, der sie an den Arzt Päon weitergab. Päon heilte mit Wurzeln und Samen der ihm anvertrauten Blume den verwundeten Hades. Benediktinermönche brachten die Pfingstrose im frühen Mittelalter über die Alpen in nördliche Klostergärten. Die Heilkräfte der Päonie brachten in einer Arznei gegen die Gicht Linderung und trugen ihr den Namen „Gichtrose“ ein. Man sprach der Päonie seit jeher eine hohe schutzmagische Wirkung zu. Ein Amulett aus den bereits erwähnten „Schreckkörnern“ schützte vor bedrohlichen Geistern und dem bösen Blick. Zu Zeiten von Paracelsus war sie ein geschätzter Bestandteil in Arzneimitteln mit Wirkung auf Geist und Seele.

Die Staudenpäonie stammt aus China. Sie wurde schon 1000 vor Christus in der chinesischen Heiltradition verwendet und war das Symbol des Kaiserhauses. In China versinnbildlicht die Pfingstrose nicht nur Vornehmheit und Wohlstand, sondern ist auch ein erotisches Bild für die Vulva. In der christlichen Symbolik stand die Päonie für Reichtum, Heil und Heilung. Die erotische Symbolik wurde hier zur weiblichen Schönheit, zur „Rose ohne Dornen“, umgedeutet. Als Sinnbild für mütterliche Liebe und Geborgenheit wurde die Pfingstrose eine der wichtigsten Pflanzen des Marienkultes. Heute wird sie nur mehr selten als Heilpflanze verwendet, weil sie giftig ist.

Räucherung:

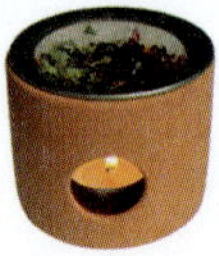

Der Räucherduft ist zart und blumig. Die schönen Blütenblätter verleihen jeder Räuchermischung ein lebensfrohes Flair. Der Duft vermittelt eine sinnenfrohe Lebenskraft und stärkt den Yin-Pol. Mit Myrrhe und Sandelholz verbinden sich die Blüten zu einer anregenden Liebesräucherung. Zu Imbolc (Maria Lichtmess) und Beltane (Walpurgis) öffnet eine Räucherung mit dieser Pflanze für die kraftvollen Impulse aus der Natur.

Sammeltipps:
Im Mai und Juni sammelt man die Blütenblätter und trocknet sie an einem luftigen, schattigen Platz.

Propolis

Synonyme:
Bienenharz, Bienenleim, Bienenkittharz, Kittwachs

Balsam für die Seele

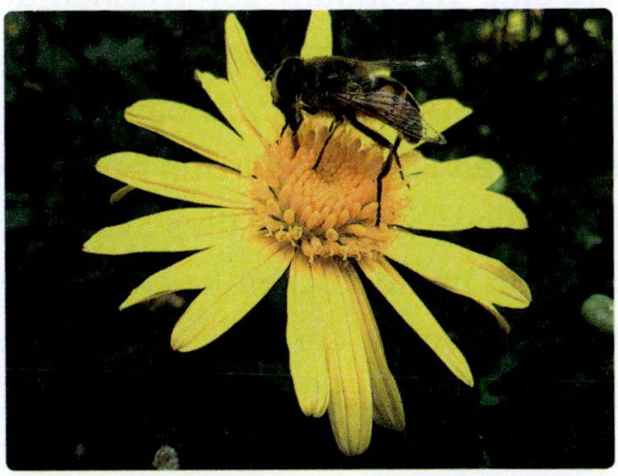

Propolis ist von der Biene bearbeitetes Harz, das von verschiedenen Bäumen oder als harzige Substanz von Knospen gesammelt und weiterverarbeitet wird. Im Verarbeitungsprozess wird das Harz mit Wachs, Pollen, ätherischen Ölen aus den Blüten sowie Speichelsekret angereichert. Mit Propolis werden sowohl Ritzen und Öffnungen im Bienenstock abgedichtet, als auch eingedrungene Fremdkörper abgekapselt. Da die Temperatur im Bienenstock konstant bei 35°C liegt, ist die Gefahr von Erkrankungen durch Bakterien, Viren und Pilze sehr groß. Mit Propolis kann die Ausbreitung von Krankheiten im Bienenstock verhindert werden. Propolis steigert die Abwehrkraft, wirkt antibiotisch und antioxidativ. Die Wirkstoffe und Heilkräfte des Bienenharzes finden in medizinischen Forschungen steigende Beachtung. Allerdings kommt es neben den zahlreichen positiven Heilwirkungen auch häufig zu allergischen Reaktionen.

Propolis ist eine harmonische Komposition von Informationen verschiedener Bäume, Blüten und dem Volk der Bienen. Als eine der ältesten schamanischen Räuchersubstanzen schafft dieses besondere Harz eine Verbindung zur Weisheit des Bienenvolkes. Für unsere keltischen Vorfahren war die Biene Bewahrerin geheimer Weisheiten, eine Botin aus der Anderswelt, die die Seele nach dem Tod als Führerin dorthin begleitete. In anderen Kulturen galt die Biene als mondhaftes Symbol, das heil, rein und unversehrt war. Im Römischen Reich war sie ein Attribut der Korngöttin Demeter, die den Menschen Fruchtbarkeit und Erntefülle schenkte. Als unermüdlicher Bestäubungspartner ist das Bienenvolk von unermesslichem Wert für das Gedeihen und Wachsen der Vegetation.

Räucherung:

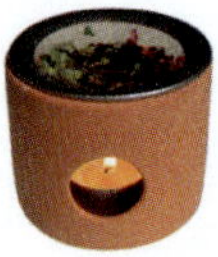

Propolis verströmt einen sehr feinen, weichen, vanille- und honigartigen Duft. Da das feine Granulat schmilzt, ist es notwendig, eine Alufolie auf das Sieb zu legen, damit das Harz nicht in die Kerze tropft. Der Duft vermittelt eine sehr feine Botschaft, die das Bewusstsein für die Verbundenheit mit allem Sein öffnet. Es vermittelt geistig erschöpften Menschen einen wahren Energieschub und Stressgeplagten Ruhe sowie Gelassenheit. Als Seelenbalsam eignet sich Propolis sehr gut für Heilrituale.

Sammeltipps:
Propolis ist bei Anbietern von Bienenprodukten erhältlich. Nachdem ein Bienenvolk nur rund 500 Gramm des Harzes pro Jahr sammelt, ist es entsprechend kostbar.

Quendel

Thymus serpyllum

Synonyme:
Feldthymian, Feldkümmel, wilder Thymian, Immenkraut, Marienbettstroh, Rainkümmel

Mutig vorwärtsgehen

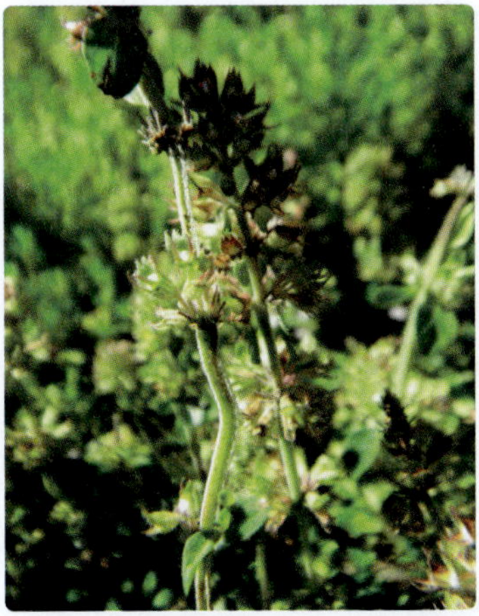

Auf trockenen, sonnigen Plätzen bildet der kleine Lippenblütler duftende Polster. Je nach Standort produziert die Pflanze mehr oder weniger ätherisches Öl, das ihren intensiven Duft bewirkt. Der kleine Strauch ist äußerst widerstandsfähig, überlebt unsere frostigen Winter und weiß sich auch gegen Ungeziefer bestens zu wehren. Bienen lieben den aromatischen Duft des Immenkrauts.

Im antiken Griechenland war die Liebesgöttin Aphrodite Schirmherrin des Quendels. Der Name Thymian leitet sich von griechisch *thymos* ab und bedeutet soviel wie *räuchern.* Die Germanen weihten die duftende Polsterpflanze der Göttin Freya. Das Christentum wiederum verknüpfte den Quendel mit der Gottesmutter Maria, die mit dem Jesuskind auf seinen Polstern ausruhte. Als „Maria-Bettstroh" wurde Quendel auf das Lager gebärender Frauen gestreut und unterstützte mit seiner krampflösenden Wirkung die Geburt. Quendel ist allgemein stärkend und hilfreich bei Erkältungskrankheiten wie Husten und Schnupfen. Paracelsus schätzte Quendel als Beruf- und Beschreikraut, das in der Lage war, destruktive und dämonische Kräfte abzuwehren. Die Zähigkeit und sonnengetränkte Lebenskraft des Quendels machten ihn zum Schutzkraut. Seine Fähigkeit, seinen Lebensraum zu behaupten, veranlasste römische Soldaten dazu, sich vor der Schlacht mithilfe eines Quendelbades mit Mut und Kraft zu wappnen. Kinder und Haustiere wurden mit dieser Schutzkraft vor dem bösen Blick abgeräuchert.

Räucherung:

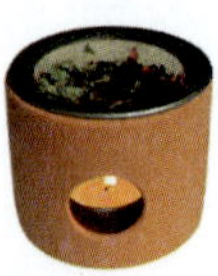

Der würzige, intensive Duft ist erfüllt von Sonnenfeuerkraft, die psychische Stärke, Mut und Durchhaltevermögen fördert. Quendel schützt den energetischen Lebensraum und hält vital. Als begleitende Kraft in Rückführungen hilft er dabei, Altes abzuschließen.

Sammeltipps:

Kraut und Blüte werden im Sommer geerntet.

Rainfarn

Tanacetum vulgare

Synonyme: Blitzkraut, Donnerkraut, Dreifuß, Jesuswurz, Muttergottesstab, Totenkraut, Unsterblichkeitskraut, Wurmkraut

Sich selbst treu sein

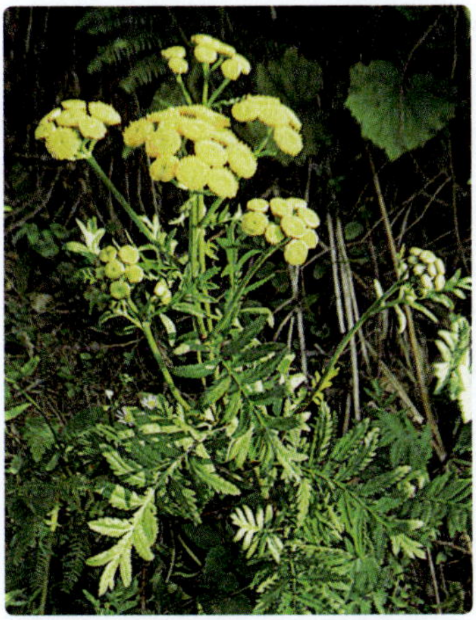

Auf einem Sommerspaziergang begegnet man an Weg- und Ackerrändern häufig dem rund 80 Zentimeter hohen Rainfarn, der mit hübschen gelben Korbblüten geschmückt ist. Den Namen erhielt die Pflanze von ihrem Standort, dem Rain (Grenze oder Brachland zwischen Äckern). Oftmals wächst der Rainfarn auch auf belasteten Plätzen und stellt damit seine Fähigkeit im Umgang mit Störfeldern unter Beweis. Die gefiederten Blätter verströmen bei Kontakt einen starken Duft, der auf die ätherischen Öle, allen voran Thujon, zurückzuführen ist. Der angenehme Duft ordnet den Rainfarn dem planetarischen Einfluss von Venus zu, aber auch Merkurs Wirken ist vorhanden.

Während der Duft der frischen Pflanze Insekten anzieht, ist sie in getrocknetem oder verräuchertem Zustand für jegliche

Art von Ungeziefer abschreckend. Wie viele intensiv duftende Kräuter wurde auch der Rainfarn schutzmagisch gegen dunkle Energien und Krankheitsdämonen bis hin zu Seuchen und Pest verwendet. Unsere Ahnen erbaten die Hilfe dieses Pflanzenwesens, um bei aufziehendem Gewitter die spannungsgeladene Atmosphäre zu klären, sowie Unwetter und Blitze vom Hof fernzuhalten. Zusammen mit anderen Wetterpflanzen, wie etwa der Königskerze oder dem Johanniskraut, wurde der Rainfarn im Herdfeuer verräuchert. Der Planetengottheit Venus unterstellt, war er ein Frauenkraut, ein „Schlosskraut", das den weiblichen Schoß bei der Geburt öffnete und die Geburt erleichterte. Der hohe Thujongehalt wirkt je nach Dosierung menstruationsfördernd oder abortiv, weswegen Schwangere Rainfarn nicht räuchern sollten. Seine schützenden Abwehrkräfte stemmen sich sogar dem zersetzenden Wirken von Gevatter Tod entgegen. Die Ägypter verwendeten Rainfarn zur Mumifizierung, um mit seinen Gerbsäuren den Verwesungsprozess hintanzuhalten. Die volkstümlichen Namen „Totenkraut" und „Unsterblichkeitskraut" deuten ebenfalls auf einen Bezug zum Thema Unsterblichkeit hin.

Die Staude lässt sich nicht gerne im begrenzten Raum des Gartens halten, und vermittelt über ihren Duft den Aspekt der Freiheit, der in ihrem Wesen vorhanden ist.

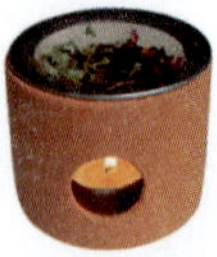

Räucherung:
Der aromatische Duft stärkt das Selbstbewusstsein und die Entschlossenheit, zu sich selbst und der jeweiligen Entfaltung zu stehen. In den Rauhnächten kann man damit Pläne und Visi-

onen für den kommenden Zyklus in die tatsächliche Manifestation holen. Schwangere Frauen sollten aus oben erwähnten Gründen Rainfarn nicht räuchern. Diese Duftimpulse klären Spannungen jeglicher Art, ob dies nun eine Gewitteratmosphäre, nervöse Zustände, Streit oder Elektrosmog sind. Rainfarn eignet sich hervorragend für eine Räucherung zur Vertreibung von Motten, Mücken und anderen Insekten.

Sammeltipps:
Im Sommer werden Blüten und Blätter gesammelt und schonend getrocknet.

Raute

Ruta graveolens

Synonyme:
Augenraute, Bitterkraut, Gartenraute, Gertrudenkraut, Gnadenkraut, Totenkraut, Weinraute

Das Herz darf heilen

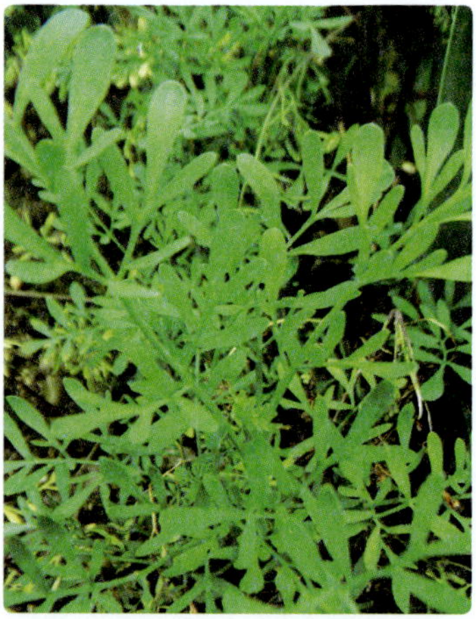

Aus der Tradition der Klostergärten ist uns die Raute als lange verwendete Heilpflanze erhalten geblieben. Die mehrjährige Staude aus der Familie der Rautengewächse wird bis zu 50 Zentimeter hoch. Mönche brachten die Pflanze aus dem Mittelmeerraum zu uns und machten sich die triebdämpfende Wirkung zunutze, um ihr Keuschheitsgelübde leichter einhalten zu können. Drei Planetenkräfte vereinigen ihre Wirkung in der Raute. Jupiter manifestiert sich über die gelben Blüten. Sein Einfluss zeigt sich in der verdauungsfördernden Wirkung. Die Bitterstoffe des Krautes weisen auf Saturn hin. Als Frauenkraut ist die Raute mit Venus in Verbindung. Die menstruationsfördernde Wirkung machte die Rautenbeete der Klostergärten auch für Frauen, die ungewollt schwanger waren, attraktiv.

Der volkstümliche Namen „Augenraute“ weist sie als Heilmittel für die Augen aus. Sie soll die Augen stärken und bei Überanstrengung selbiger helfen. Vor allem jedoch galt das bittere Kraut als überaus wirksame Schutzpflanze und als Mittel der Wahl gegen Zauberei. Die Bitterstoffe der Raute regen über die Verdauung den Stoffwechsel an und kräftigen damit den gesamten Organismus. Auf der emotionalen Ebene werden die Gefühle zum Fließen gebracht und blockierte Zustände, die sich in Depression und Verbitterung zeigen, aufgelöst.

Räucherung:

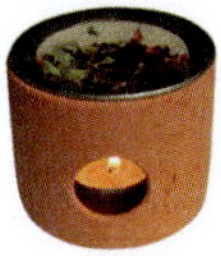

Der herbe Duft reinigt Räume und Aura von destruktiven und bedrückenden Energien. Auch die Schatten der Trauer und Verbitterung werden von diesen Duftimpulsen aufgelöst und machen allmählich wieder offen, um Licht ins Gemüt und in die Seele strömen zu lassen. Eine aktivierende Wirkung wird durch die Verbindung der Raute mit Dost und Rosmarin erzielt. Die Raute ist menstruationsfördernd und sollte daher während der Schwangerschaft nicht geräuchert werden.

Sammeltipps:
Die Raute sollte in jedem Kräutergarten ein Plätzchen haben. Auch als Beeteinfassung sind die niederen Büsche sehr attraktiv. Das blühende Kraut wird im Hochsommer geerntet und kopfüber in Büscheln getrocknet.

Rose

Rosa canina

Synonyme:
Apfelrose, Dornrose, Frauenrose, Hagebutze, Hagedorn, Hagrose, Hainrose, Heckenrose, Hetscherln, Hundsrose, Wildrose, Zaunrose

Liebe und Güte

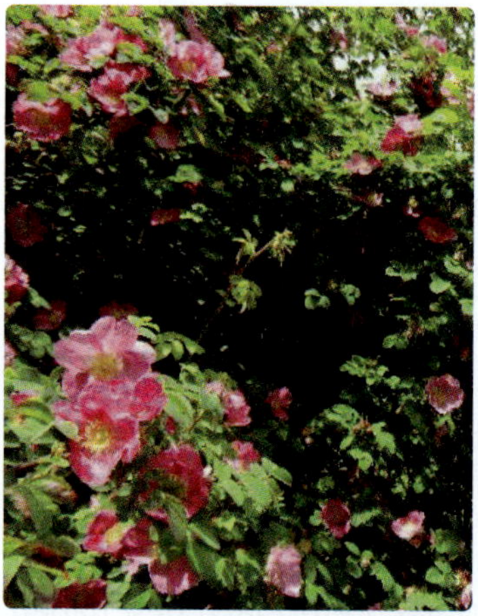

Die Urform aller bekannten Rosen entstand vor rund 30 Millionen Jahren. Die Vorfahren unserer Gartenrose kamen aus Zentralasien und dem Vorderen Orient zu uns und wurden durch Züchtungen zu den vielen heute bekannten Rosensorten. Schon lange vor der „Einreise" dieses Ahnen der Pflanze war die Wildrose bei uns heimisch. Der Name *Hundsrose* steht mit dem Begriff *hundsgemein*, in der Bedeutung von *überall zu finden*, in Zusammenhang. Als Bestandteil des Hags, des „grünen Zaunes" zwischen Wildnis und Siedlungen unserer Vorfahren, war sie stacheliger Schutz gegen die feindliche Welt hinter der Umfriedung. Die Wildrose ist ein wahrer Lebenskünstler. Sie stellt wenig Ansprüche an den Boden, ist frosthart, windfest, trocken- und hitzeresistent.

Die Büsche werden bis zu drei Meter hoch und entwickeln ein kräftiges Wurzelwerk. Im Mai und Juni sind die dornenbewehrten Zweige über und über mit zarten Blüten geschmückt. Die Vereinigung von Venus (Blüte) und Mars (Dornen) gedeiht hier in ihrer schönsten Form. Die Scheinfrüchte der Sträucher, die Hagebutten, sind reich an Vitamin C und werden zu Marmeladen und Säften verarbeitet. Noch im Frost hängen die roten Leckerbissen an den Zweigen und dienen als Winterfutter für die heimischen Vögel.

In allen Kulturen war die Rose ein Symbol für die Liebe. Die Königin der Blumen wurde zu Rosenöl, Rosenwasser und Cremen verarbeitet. Die Ärzte der Antike, Hildegard von Bingen und Paracelsus, schätzten die Heilkräfte der Rose. Sie wirkt entzündungshemmend, wundheilend, antioxidativ und krampflösend. Bei vielen Ereignissen in unserem Leben wird die Rose zur Botin für unsere Gefühle und drückt aus, was wir nicht in Worte kleiden können. Ihr Duft berührt alle unsere Sinne und harmonisiert, was aus dem Gleichgewicht geraten ist.

Räucherung:

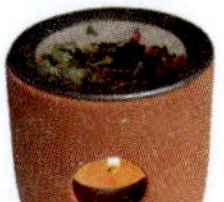

Der zarte Räucherduft wirkt stark auf die emotionale Ebene und geht mit unserem feinstofflichen Herz in Resonanz. Güte, Freundlichkeit, Sanftmut, Liebe und Verständnis in uns werden berührt. Die Rose tröstet ein trauriges Herz und führt sanft durch Gefühlsturbulenzen. Die große Widerstandskraft und der zähe Überlebenswille der Wildrose stärken auch unsere Lebenskraft. Der Duft harmonisiert die Pole des dornigen Kriegers und der sanften Venus in uns. Die aphrodisierende Wirkung eignet sich sehr gut für Liebesräucherungen. Besonders mit Styrax, Sandelholz und Jasmin entsteht eine schöne Mischung, um Liebe und Sinnlichkeit zu zelebrieren. Bei der Verräucherung sollte man Rosenblüten immer am Rand des Siebes platzieren, damit die zarten Blüten nicht zu rasch verglimmen.

Sammeltipps:
Im Mai und Juni sieht man die blühenden Sträucher der Wildrose an Straßen- und Wegrändern, in lichten Wäldern, auf Wiesen, Weiden und in Gebüschen. Gesammelt werden die zarten Blüten. Diese Blüten werden locker auf ein sauberes Tuch aufgebreitet und zügig an einem luftigen, schattigen Platz getrocknet.

Rosmarin

Rosmarinus officinalis

Synonyme:
Anthoskraut, Brautkraut, Hochzeitsblume, Kranzenkraut, Meertau, Weihrauchkraut

Tatkraft

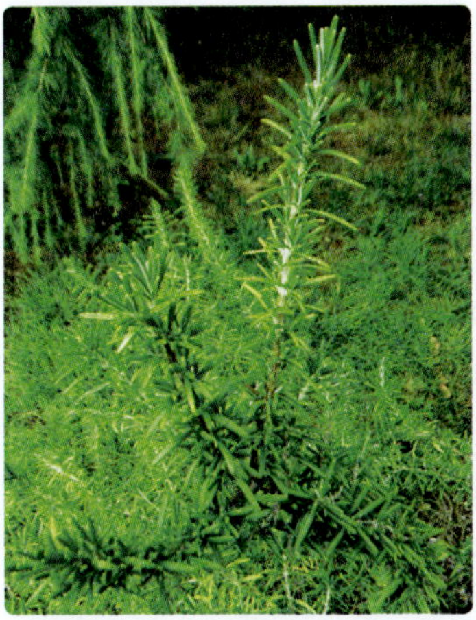

Aus seiner ursprünglichen Heimat im Mittelmeerraum hat der Rosmarin als duftende Gewürzpflanze schon vor langer Zeit den Weg in unsere Gärten gefunden. Leider ist der Lippenblütler nicht an unsere teilweise rauen klimatischen Bedingungen angepasst und überwintert daher im Allgemeinen nicht im Freien. Die harzigen Blätter, voll mit ätherischem Öl, verströmen einen intensiven, krautigen Duft. Sie sind wie spitze kleine Nadeln geformt. Es ist unschwer zu erkennen, dass sich hier der feurige, kämpferische Mars manifestiert hat. Die Sonnenkraft, die Rosmarin reichhaltig zu speichern scheint, gibt die Pflanze als wärmendes Prinzip weiter. Schon Paracelsus schätzte ihre durchwärmende Wirkung bei Rheumaerkrankungen. Rosmarin regt die Durchblutung, das Herz und den Kreislauf an und wirkt erwärmend auf alle schmerzvollen Bewegungsprozesse. Sein Feuerprinzip stärkt und klärt den Geist, durchstrahlt die Gefühle mit Begeisterung und aktiviert die Willenskraft wie auch das Durchsetzungsvermögen. Die Yang-Kraft wird von diesem Sonne-Feuer-Prinzip gestärkt, und eine zu starke Yin-Ausrichtung ins rechte Maß gebracht.

Rosmarin war der griechischen Göttin Aphrodite geweiht. Über Jahrhunderte hinweg war die Verwendung dieses Pflanzenwesens gleichermaßen vielseitig wie gegensätzlich. Als Gewürzpflanze hat sich Rosmarin einen festen Platz in den Küchen erobert, als keimtötende Kraft wurde er zum Ausräuchern der Krankenzimmer verwendet. Als Symbol der Liebe trug die Braut einen Kranz aus Rosmarin und steckte ihrem Bräutigam ein Zweiglein an, um sich seine Treue zu erhalten. Desgleichen ist Rosmarin aber auch als Totenkranz, als Sinnbild für das ewige Leben, und als Zeichen der Erinnerung überliefert.

Der ewige Kreislauf von Leben und Tod, Liebe, Freude und Abschiednehmen findet im Gebrauch des Rosmarins seinen Ausdruck.

Räucherung:

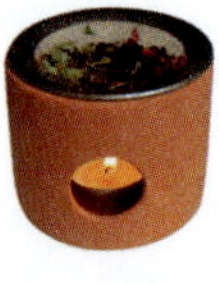

Rosmarin wird von alters her als Räucherpflanze verwendet. Der intensive, krautige Duft vitalisiert den Geist. Erschöpfte, müde Stagnation erfährt durch den Feuerimpuls Willen und Tatkraft. Das qualifiziert Rosmarin auch als Frühjahrsräucherung, wenn die Reste des starren Winters vertrieben werden sollen. In Trauerphasen hilft Rosmarin dabei, Abschied zu nehmen, loszulassen und zurück zur Freude des Lebens zu finden.

Sammeltipps:

Rosmarin wird im August geerntet. Zum Räuchern verwendet man die Stängel mit den nadelförmigen Blättern.

Salbei

Salvia officinalis

Synonyme:

Edelsalbei, Gartensalbei, Königssalbei, Rauchsalbei, schmale Sofie, Zahnblätter

Klärung von Energiefeldern

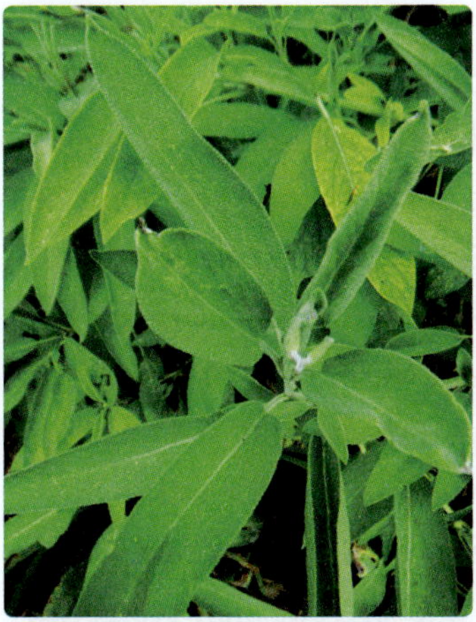

Im Mittelalter brachten Mönche den Salbei aus südlichen Ländern zu uns. Der Name *Salbei* stammt von lateinisch *salvare* (heilen) und hängt auch mit lateinisch *salvere* (gesund sein) zusammen. Tatsächlich genoss die Pflanze aufgrund ihrer Heilkraft große Wertschätzung. Der Lippenblütler ist vollgepackt mit ätherischen Ölen und wirkt sowohl antibakteriell als auch fungizid. Die regulierende, ordnende Kraft Saturns wirkt im Salbei und hemmt ein Übermaß an Flüssigkeit (Mond). Starke Schweißabsonderung in der Pubertät oder im Wechsel wird von den Pflanzenkräften ebenso vermindert wie der Milchfluss beim Abstillen. Die länglichen graugrünen Blätter sind filzig-weich behaart und rollen die Außenkanten nach oben. Das verleiht ihnen ein röhrenähnliches Aussehen und gibt Hinweise auf die Fähigkeit der Aufnahme, die dem Pflanzenwesen eigen ist. Bei Infektionen des Rachen- und Mundraumes, den aufnahmefähigen Organen des Menschen, bringt Salbei Linderung. Auf der feinstofflichen Ebene hilft Salbei, wenn man etwas buchstäblich „nicht mehr schlucken" kann. Die starke, antiseptische Wirkung wurde zur Behandlung von Wunden und Geschwüren eingesetzt. Dass Salbei auch die Aura von negativen Anhaftungen klärt, wussten schon die Mönche im Mittelalter, die mit dem würzigen Duft Besessene räucherten.

Räucherung:

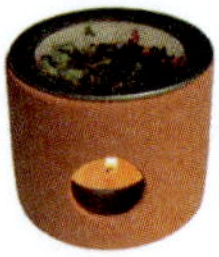

Der aromatische Duft verglimmenden Salbeis vertreibt unangenehme Essensgerüche. Räume und Orte können mit Salbei von belastenden, drückenden Energien gereinigt werden. Eine Reinigungsräucherung der Aura mit Salbeiduft befreit von negativen Gedanken und Gefühlen. Der Geist wird klar, wach und konzentriert. Man fühlt sich wie befreit, wenn der würzige Rauch diese unangenehmen Schwingungen verdrängt hat. Aus der Kultur der nordamerikanischen Urvölker hat der weiße Salbei (Salvia apiana) oder Indianersalbei den Weg in unsere Gärten gefunden. Er gedeiht problemlos und erfreut sich steigender Beliebtheit. Für Reinigungs- und Heilrituale ist diese Pflanze ein unverzichtbarer Begleiter. Der Rauch dieser Pflanze duftet intensiver als der des Gartensalbeis.

Sammeltipps:

Salbei ist eine winterharte Gartenpflanze mit immergrünen Blättern. Die kleinen violetten Blüten erscheinen von Juni bis August. Stängel und Blätter werden an heißen, sonnigen Tagen von Juli bis September geerntet und an einem schattigen Platz zügig getrocknet.

Schafgarbe

Achillea millefolium

Synonyme:

Augenbraue der Venus, Garbenkraut, Heil aller Schaden, Jungfernkraut, Soldatenkraut, Wundkraut

Polaritäten harmonisieren

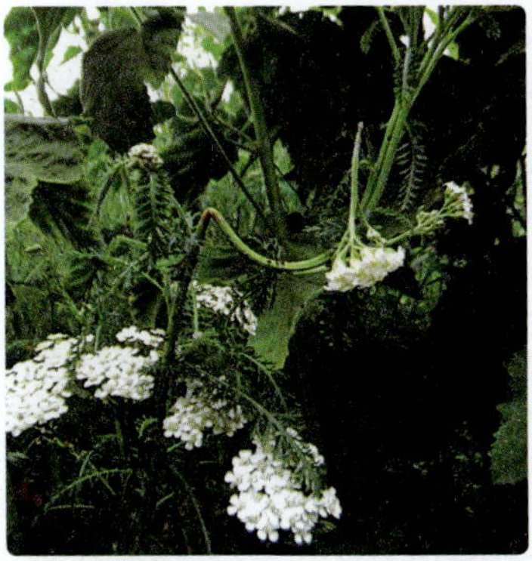

Der hübsche Korbblütler mit den filigranen, gefiederten Blättern ist ein Bodenheiler, der auch im Garten die benachbarten Pflanzen stärkt. Die Form der Blätter macht die Schafgarbe zur „Augenbraue der Venus“. Aber auch ihre hellen Blütenschirme schimmern wie

Venus, die Schaumgeborene, in unseren Wiesen. Ihre Marskräfte machen die Schafgarbe in der Tradition der Volksmedizin zur geschätzten Heilpflanze für die Behandlung von Wunden.

Ihren volkstümlichen Namen „Heil aller Schaden" verdankt sie ihren Wundheilungskräften. Vor allem bei Wunden, die durch Eisen zugefügt wurden, vertrauten unsere Vorfahren auf ihre Heilkraft. Der hohe Kaliumgehalt hat eine positive Wirkung auf Niere und Blase. Die krampflösende und hormonell regulierende Komponente schätzt man auch heute noch bei ihrer Verwendung als Frauenkraut. In China hat der Einsatz der Schafgarbe als Heilkraut ebenfalls eine sehr lange Tradition. Man anerkannte vor allem ihre Gabe, die polaren Kräfte von Venus und Mars oder Yin und Yang miteinander in Einklang zu bringen. Traditionell wurde die Pflanze auch zum Orakeln und Hellsehen verwendet. Die zähen Stängel waren im I-Ging Instrumente der Weissagung. In unserem Kulturkreis waren die zarten, jungen Blättchen im Frühling Zutat für die keltische grüne Suppe, die „Grüne Neune", die den Organismus mit ihren Frühlingskräften nach dem langen Winter in Schwung bringen sollte. Im geweihten Kräuterbündel am 15. August war die Schafgarbe mit ihren heilenden Kräften Teil der natürlich gewachsenen und sorgfältig gesammelten Hausapotheke.

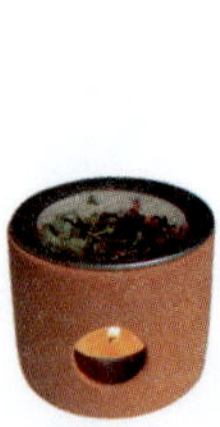

Räucherung:
Der frische, leicht süßliche Duft fördert die Intuition und die feinstoffliche Wahrnehmung. Es werden Impulse freigesetzt, die gegensätzliche Kräfte über den Prozess des Abwägens wieder ins Lot bringen. In den Rauhnächten, wenn die Zukunft er-

spürt werden soll, ist ein Räucherritual mit diesem Pflanzengeist sehr aufschlussreich.

Sammeltipps:
An heißen Augusttagen werden Blätter und Blüten gesammelt.

Sonnenhut

Echinacea purpurea

Synonyme:
Cone Flower, Rudbeckia

Abgrenzung

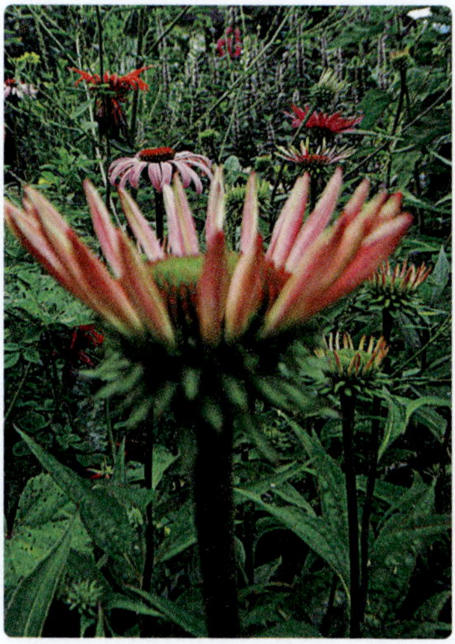

Der rote Sonnenhut ist eine kräftige Staude aus der Familie der Korbblütler. In seiner ursprünglichen Heimat Nordamerika war er bei den indianischen Ureinwohnern eine geschätzte Heilpflanze, auf deren Hilfe man bei Infektionen, Entzündungen und Schlangenbissen vertraute. In Europa ist er seit dem 18. Jahrhundert als Zierpflanze in den Gärten vertreten.

Die Wertschätzung als immunstärkende Heilpflanze wird dem roten Sonnenhut seit dem 20. Jahrhundert zuteil. Mittlerweile ist die Nachfrage nach Fertigpräparaten so groß, dass Echinacea in riesigen Feldern angebaut wird.

Den Namen *Echinacea* verdankt die langlebige Gartenpflanze dem stacheligen Fruchtboden (griechisch *echinos* bedeutet *Igel*). Die wehrhaften Marskräfte fallen beim Anblick dieser Borstigkeit und noch mehr bei Berührung sofort ins Auge. Die rosaroten Zungenblüten, welche die Stachelkugel sonnenförmig umrahmen, nehmen sich im Vergleich dazu unglaublich zart aus. Schützende Venuskräfte sind in dieser rosa Blätterformation behütend und beschirmend am Werk. Die Forschungsarbeit der westlichen Medizin bestätigt das Wissen der nordamerikanischen Ureinwohner.

Der rote Sonnenhut wirkt heilsam auf entzündliche Prozesse, stärkt das Immunsystem und hilft dabei, Erschöpfungszustände zu überwinden. Auf der seelischen Ebene unterstützt das Pflanzenwesen die Fähigkeit der Abgrenzung und das Errichten eines Schutzpanzers gegen krankmachende Einflüsse.

Räucherung:

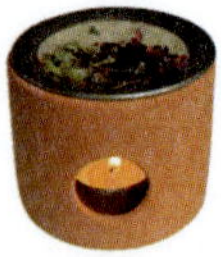

Eine Verräucherung der Wurzel erweist sich als sehr effektiv, wenn man sich bewusst gegen destruktive Übergriffe und Angriffe gegen die eigene Person stärken und zur Wehr setzen möchte. Saat, Kraut und Blüten unterstützen zudem bei Überarbeitung. Der Duft erzeugt eine Atmosphäre der Ruhe und Kraft, in der man sich sammeln und neu formieren kann.

Wenn es um Kraftaufbau für eine neue Etappe geht, setzt ein Räucherritual mit dem roten Sonnenhut ein eindeutiges und positives Signal.

Sammeltipps:
Verwendet werden Saat und Wurzeln, die man im Herbst erntet.

Stechpalme
Ilex aquifolium

Synonyme:
Christdorn, Hülsen, Schrattlbaum, Stechhülse, Walddistel

Auf die innere Führung vertrauen

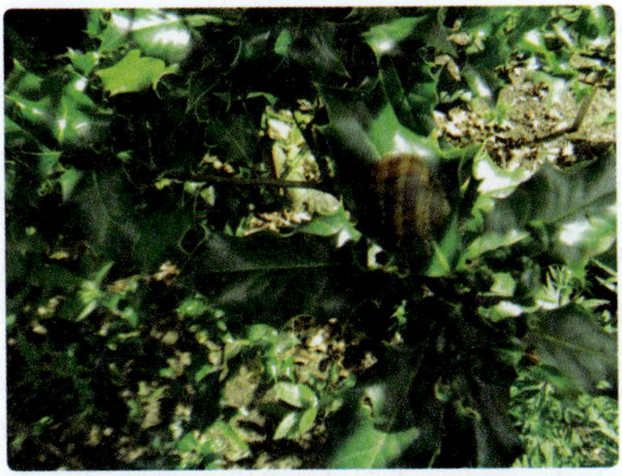

Aus den inselkeltischen Traditionen haben die Stechpalmenzweige als Weihnachtsdekoration auch bei uns Fuß gefasst.

Vor der Christianisierung symbolisierte der Baum mit den immergrünen Blättern das Leben, das durch den Winter in einen neuen Frühling hinübergetragen wurde. In den keltischen Traditionen rund um die Wintersonnenwende wurde der „Grüne Mann", der Gefährte der Göttin, mit Stechpalmenblättern bekränzt.

Obwohl die keltischen Druiden den Baum als heilig verehrten, hat sein englischer Name „holy" nichts mit heilig zu tun, sondern bedeutet „Hülsenholz". Im norddeutschen Raum heißt der Baum auch „Stechhülse". In unseren Breiten führt die Stechpalme auch den Namen „Schrattlbaum", weil sie die bösen „Schrattln" (Geister) vertreibt. Sie wächst extrem langsam. Man ordnet sie deshalb bevorzugt der Planetenkraft Saturns zu, die sich unter anderem in Geduld äußert. Die dornige Erscheinung der Stechpalme steht hingegen in Beziehung zum kämpferischen Mars. Das Marsprinzip zeigt sich auch in den roten Beeren, die giftig sind. Amseln und Drosseln mögen die Beeren offensichtlich, beim Menschen jedoch verursacht der Verzehr starken Brechreiz und Durchfall.

Dass dieses Pflanzenwesen die Dämonen der Seele genauso vertreiben kann wie die „Schrattln", erkannte Edward Bach. In der Bachblütentherapie wird die Stechpalme bei verhärteten Emotionen eingesetzt. Sie öffnet das Herz und verbindet Menschen, die von der Liebe abgetrennt sind, mit der göttlichen Liebe. In der Heilkunde kommen frische Blätter in der Teezubereitung zur Anwendung. Bei allen Formen von Husten, vor allem aber bei Keuchhusten, ist dieser Tee wirksam.

Räucherung:

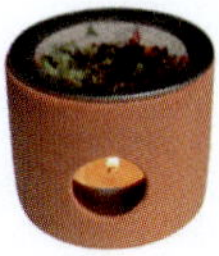

Der aromatische Duft öffnet das Herz, läutert die Seele und bringt die Gefühle zum Fließen. In Lebensphasen, die von Orientierungslosigkeit geprägt sind, vermittelt dieses Pflanzenwesen Geduld und die Kraft, eine Entscheidung zu fällen. Daher ist eine Verräucherung auch für die Wintersonnenwende und in den Rauhnächten zu empfehlen.

Sammeltipps:

Da der Baum unter Naturschutz steht und ohnedies langsam wächst, sollte man beim Sammeln der Blätter darauf achten, das Holz nicht zu verletzen. Nach der Blütezeit von Juli bis September pflückt man die Blätter und trocknet sie an einem luftigen, schattigen Platz. Das Holz wird nicht verwendet.

Wacholder

Juniperus communis

Synonyme:
Feuerbaum, Heide-Wacholder, Jachandelbaum, Krammetsbaum, Kranewitt, Machandel, Quickholder, Räucherstrauch, Reckholder, Wachtelbeerstrauch, Wachteldörner

Starker Schutz

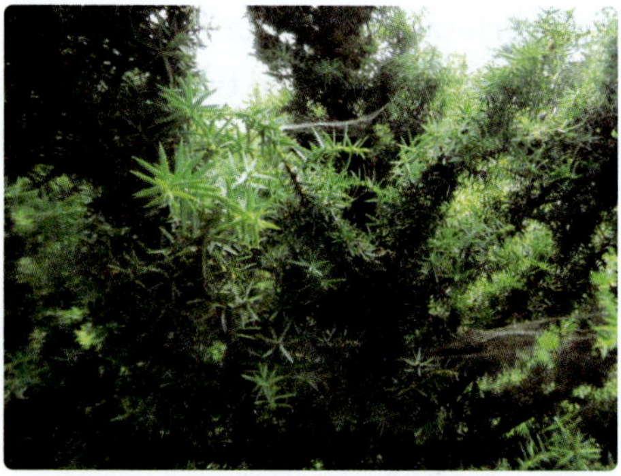

Der Wacholder ist ein sehr widerstandsfähiger Baum aus der Familie der Zypressengewächse. Aus unseren Wäldern wurde er vielerorts verdrängt und auch in den Gärten ist er selten geworden. Seine Schutz- und Wächterfunktion für die Wohnorte hat oft die Thuje übernommen. Wacholder liebt trockene, sonnige Standorte und wagt sich in Höhenlagen von bis zu 2500 Meter vor. In seinen spitzen Nadeln ballt sich kriegerische Marskraft, aber auch Saturn wirkt im Wacholder und manifestiert sich im tief greifenden Wurzelsystem sowie im hohen Alter, das der Baum erreichen kann. Der Wacholder ist zweihäusig. An den weiblichen Bäumen reifen die schwarzblauen Wacholderbeeren, die uns als Gewürz aus der Küche vertraut sind. Da die Beeren eine dreijährige Reifezeit haben, finden sich immer unreife und reife Früchte zugleich an den Ästen.

Wacholder zählt zu den ältesten schamanisch verwendeten Räucherpflanzen. Ein alter, volkstümlicher Name für ihn ist „Räucherstrauch“. Schon lange vor der Christianisierung waren Wacholderräucherungen als reinigende, dämonenabwehrende Schutzkräfte bekannt. Mit dieser Kraft schützte der Wacholder im rituellen Notfeuer, das aus neunerlei Hölzern bestand, das Vieh vor Krankheiten. Zu Zeiten der Pest brannten auf den freien Plätzen in Dorf und Stadt Wacholderfeuer. Mit den daraus entnommenen, glühenden und rauchenden Scheiten reinigte man Krankenzimmer und vertrieb die Dämonen der Pest. Der Wacholder ist die Heimstatt vieler Elementarwesen, denen unsere Vorfahren durch kleine Opfergaben ihre Verbundenheit bezeugten. Dieser Baum ist ein Schwellenbaum zwischen der Welt der Menschen sowie jener der Ahnen und unsichtbaren Geistwesen. Sein volkstümlicher Name „Quickholder“ erzählt von der kräftigenden, erfrischenden und erquickenden Wirkung, die er hat. Seine große schutzmagische Kraft rief man mittels Zauberstäben aus seinem Holz zu Hilfe. Zauberstäbe und Ritualgegenstände aus Wacholderholz gehören zu den mächtigsten vor allem dann, wenn man einen Schutzkreis um einen Ritualplatz ziehen möchte.

Räucherung:

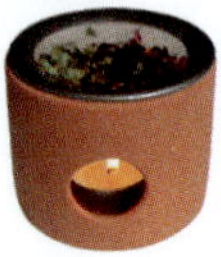

Wacholdernadeln und -holz verströmen einen würzigen, belebenden Duft, der stärkt, klärt und gleichzeitig eine gelassene, wache Aufmerksamkeit vermittelt. Wacholder lässt sich sehr gut als reinigende, schützende Hausräucherung einsetzen. Die desinfizierende Wirkung des Rauches vermindert in Erkältungszeiten die Ansteckungsgefahr. Als Tor zur unsichtbaren Welt bringt uns Wacholder mit Naturwesen und den Ahnen in Kontakt. Eine Räucherung in den Rauhnächten verbindet besonders mit der nicht sichtbaren Sphäre. Zu Imbolc (Maria Lichtmess), wenn die Frühlingskräfte erwachen, verstärkt der Duft des verglimmenden Wacholders die Empfänglichkeit für die Kraft der Erde.

Sammeltipps:

Ein Wacholder ist ein Schmuckstück für jeden Garten. Zum Räuchern kann man die Nadeln, das Holz, das Harz und die Beeren verwenden. Am besten nimmt man Triebspitzen oder kleine Zweige spät im Herbst, damit der Baum nicht in der Wachstumsphase gestört und geschwächt wird.

Waldmeister

Galium odoratum

Synonyme:
Duftlabkraut, Gliedkraut, Herzfreude, Herzfreund, Maiblume, Maikraut, Mösch, Sternleberkraut, Tabakskraut, Waldmutterkraut, Waldtee, wohlriechendes Labkraut

Feenhafte Leichtigkeit

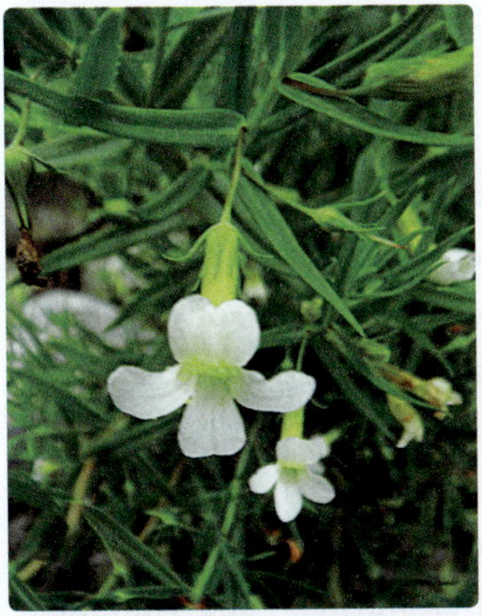

Wenn man im Frühling einen Spaziergang durch einen hellen Buchen- oder Auwald macht, kann man auf diese bezaubernde Waldpflanze aus der Familie der Rötegewächse stoßen. Aus einem dünnen Wurzelstock treiben mehrere Pflanzen mit lanzettförmigen, dunkelgrünen, zarten Blättern. Die feinen, weißen Blüten sitzen auf vierkantigen Stängeln und bedecken den Waldboden wie ein duftiger Teppich, den man auch betreten darf. Aus den Blüten entwickeln sich kleine stachelige Kugeln, die im Fell vorbeistreifender Tiere hängen bleiben und den Waldmeister verbreiten. Die frische Pflanze duftet kaum. Man muss Kraut und Blüten erst verwelken lassen, damit sich der typische Waldmeisterduft entwickeln kann. Das Cumarin im Waldmeister ist für diesen speziellen Duft verantwortlich. In mäßiger Dosierung wirkt es gegen Kopfschmerzen und Übelkeit. Ein Zuviel an Cumarin bewirkt allerdings die Verstärkung der Symptome. Verschiedentlich wird Waldmeister zur Aromatisierung von Kräuterlikören und Magenbitter verwendet. Als Aromastoff in der Waldmeisterbowle ist er fast jedem bekannt.

Waldmeister wirkt krampflösend und beruhigend, was ihn zum idealen Kandidaten im Reigen der Kräuter machte, die als „Maria-Bettstroh" überliefert sind. Diese duftenden Kräuter stopfte man in die Polster und Matratzen der Gebärenden, um mit der entspannenden Wirkung die Geburt zu erleichtern. Unsere keltischen und germanischen Vorfahren schätzten Waldmeister auch als dämonenabwehrendes Kraut. In alten Quellen finden sich Namen wie „Waldmutterkraut" und „Waldfee" für den duftenden Frühlingsboten. Eine Verbindung zur mütterlichen, weiblichen Gottheit unserer Ahnen wird darin offenbar und lässt an die Einbindung der Pflanze in die Fruchtbarkeitsriten im Mai denken. Wie es letztendlich zum Namen Waldmeister kam, ist unklar. Man vermutet, dass seine meisterliche Heilkraft zur Namensgebung beigetragen hat. Der „Herzfreund" stärkt Herz, Kreislauf, Leber und Galle. Der warme, süße Waldmeisterduft weckt die Frühlingskräfte in uns und schürt die Lebensfreude. Auf Motten wirkt dieser Duft allerdings abstoßend und man kann sie damit aus den Schränken vertreiben.

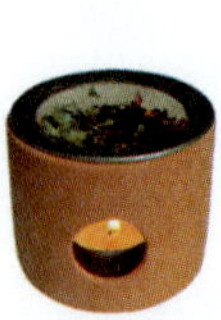

Räucherung:
Waldmeister duftet nach frischem Heu. Der warme, süße Duft bringt Leichtigkeit und Fröhlichkeit ins Herz und eine harmo-

nische Stimmung in Räume. Er fördert Kreativität und Optimismus. Stress und Unruhe lassen sich mit einer Waldmeisterräucherung wohltuend mildern.

Sammeltipps:
Waldmeister blüht von Mai bis Juni und wird zu dieser Zeit gesammelt. Kraut und Blüten sollten möglichst rasch im Schatten getrocknet werden. Bei zu langer Trockenzeit verfärbt sich die Pflanze schwarz.

Wegwarte

Cichorium intybus

Synonyme:
Hansl am Weg, Sonnenbraut, Sonnenwedel, Sonnenzwiebel, Wegeleuchte

Entscheidungen

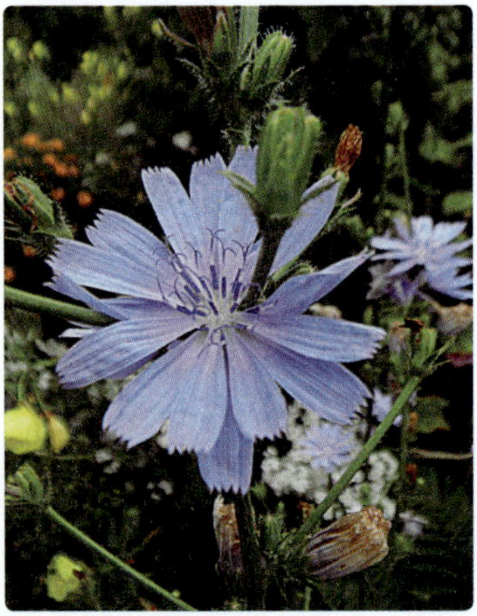

Die Wegwarte ist eine Entgiftungskünstlerin, die Böden heilt, welche die Zivilisation mit belastenden Stoffen krankgemacht hat. Auch im menschlichen Körper unterstützt die Bitterpflanze aus der Familie der Korbblütler mit ihren Heilkräften die Entgiftungsorgane Leber, Niere und Bauchspeicheldrüse. Selbst aus dem Gemüt lösen ihre Stoffe die dunklen Schatten der Anspannung und bitteren Gefühle. Eine innige Beziehung zur Sonne brachte ihr den Namen „Sonnenbraut" ein. In den frühen Morgenstunden erblühen die zarten, blauen Blüten und wenden ihr Köpfchen gen Osten der Sonne zu. Schon nach wenigen Stunden sind sie verblüht, grau und unscheinbar. Im bitteren Geschmack und den spröden Stängeln zeigt sich Saturn. Merkur prägt die Wegwarte in der blauen Blüte und gibt uns Hinweise auf die Verbindung der Pflanze zu geistigen Prozessen. Die Sage erzählt, dass die Wegwarte einst eine Jungfrau war, die sieben Jahre lang am Weg auf ihren Ritter wartete, der in den Krieg gezogen und dort gefallen war. In der germanischen Magie wurden die Blüten für den Liebeszauber verwendet. Eine Einreibung mit dem Saft von Kraut oder Wurzel sollte demnach beliebt machen.

Räucherung:

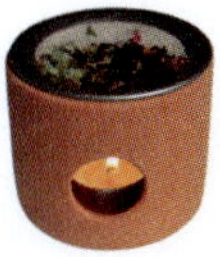

Der Duft verglimmender Wegwarteblüten unterstützt uns an Kreuzungspunkten des Lebens, wenn Kummer alles bitter erscheinen lässt. Die Entgiftungskraft dieses Pflanzenwesens führt durch einen Lösungsprozess, der es erlaubt, den Kummer zu bewältigen, und der gleichzeitig den Boden für Entscheidungen vorbereitet. Die Duftimpulse vermitteln die Geduld und Beharrlichkeit, die wir brauchen, um zu einer vom Herzen geleiteten Entscheidung zu gelangen.

Sammeltipps:

Wegwarten findet man häufig an trockenen Wegrändern und Wiesen. Die Blüten werden nach dem Sammeln rasch getrocknet und in Stoffbeuteln lichtgeschützt aufbewahrt.

Weide

Salix alba

Synonyme:
Felber, Korbweide, Maiholz, Silberweide

Im Fluss sein

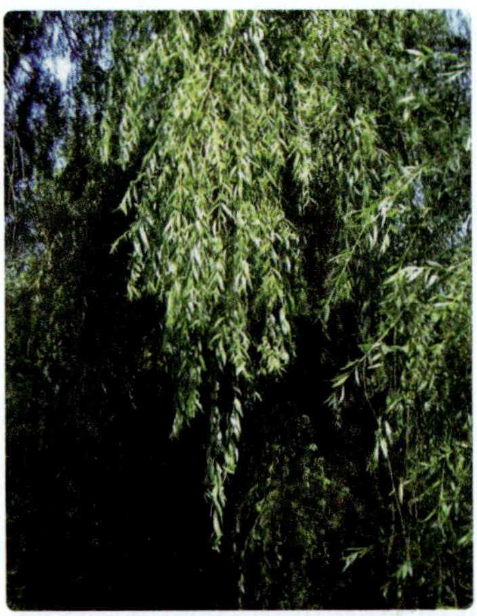

Die Weide liebt wassernahe Standorte. Wenn man sie ungestört wachsen lässt, kann sie bis zu 25 Meter hoch werden. Die biegsamen Zweige fügen sich zu einer lichten, stark verzweigten Krone. In dieser anmutigen, weichen Erscheinung und in der Verbundenheit mit dem Element Wasser manifestiert sich das archetypische Wesen des Mondes. Der Baum ist schnellwüchsig und äußerst vital. Immer wieder lässt er sich beschneiden. Geschickte Korbflechter fertigen seit Jahrhunderten aus den biegsamen Zweigen Körbe zu Transport- und Aufbewahrungszwecken an. Die Weide kühlt schmerzende Prozesse. Aus der Rinde wurde, lange bevor man aus dem Baum Aspirin herstellte, ein Tee zur Linderung von Schmerzen gekocht. Für unsere keltischen Ahnen war die Weide ein Baum der Verzauberung, ein weiblicher Baum, vom Mond beherrscht und mit großem Einfluss auf die intuitiven, seelischen Kräfte.

Sie war der Göttin des Mondes geweiht, die uns mit den Gaben der Träume, der Visionen, der Intuition und der kreativen Inspiration beschenkt. In den Weidenhainen zelebrierten die Priesterinnen dieser Göttin ihre magische Kunst. Der Überlieferung nach steht die Weide über Hekate, der griechischen Göttin und Königin der Hexen, mit der dunklen Seite der Macht in Verbindung. Diese dunkle Seite des Baumes offenbarte sich unseren Ahnen über die nebligen, unheimlichen, düsteren Orte, an denen er oftmals wächst. Trauer, Melancholie und Tod spürten sie in seiner Nähe. Feinfühlige Menschen meinten oft, Wassergeister und feenhaftes Volk rund um die Weide wahrzunehmen. Sie ist ein Schwellenbaum zwischen Erde und Wasser, zwischen der dunklen Jahreszeit und dem Frühling, wenn ihre Kätzchen den Bienen erste Nahrung bieten.

Räucherung:
Weidenrinde hat einen sehr feinen Räucherduft, der sofort eine Brücke zum Element Wasser und zum Mond bildet. Die Weide kühlt heiße Emotionen und besänftigt Unrast. Geist und Seele werden erfrischt, indem Aufgestautes gelöst und wieder in Fluss gebracht wird. Die starke Verbindung zum Mond und zur weiblichen Seite unterstützt Ritualarbeit mit dem Fokus auf diese Aspekte. Als Schwellenbaum eignet sich die Weide sehr gut für eine Rauhnachtsräucherung.

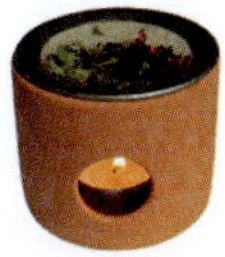

Sammeltipps:
Für die Verräucherung werden Holz und Rinde verwendet. Um die Bienen zu schützen, die die Kätzchen im Frühling dringend als Nahrung brauchen, wird erst nach der Blütezeit gesammelt.

Weißdorn

Crataegus monogyna

Synonyme:
Hagedorn, Heckendorn, Mehlbeerbaum, Elfen- oder Feenbirne, Zaundorn

Herzensweisheit

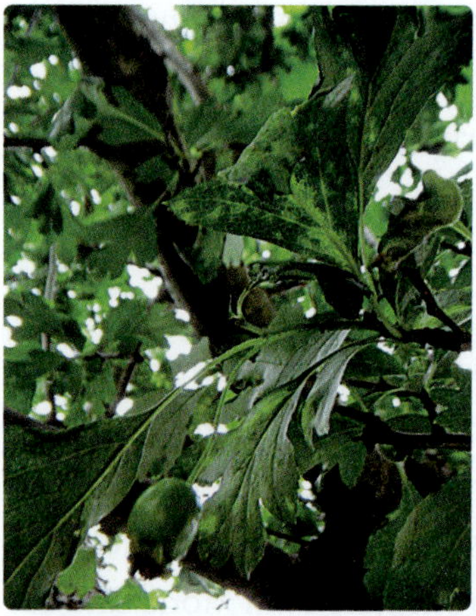

Der Weißdorn ist ein dornenbewehrter Strauch aus der Familie der Rosengewächse. Meist gedeiht er an lichten Waldrändern oder als Bestand einer Hecke. Zuweilen kann der Weißdorn die Höhe eines Baumes erreichen und bis zu zehn Meter hoch werden. Das harte, zähe Holz scheint Lebenskraft in verdichteter Form festzuhalten. Im Frühling sind die stacheligen Zweige verschwenderisch mit weißen Blüten übersät. Die polaren Kräfte, die diesen Strauch prägen, zeigen sich in der Blütezeit besonders eindrucksvoll. In den dornenbewehrten Ästen manifestieren sich planetarische Marskräfte, die Schutz und Willensstärke signalisieren. Venus wirkt über die überschäumende, weiße Blütenkraft. Diese Kraft heilt, besänftigt und regeneriert. Die harmonische Verbindung dieser Kräfte spiegelt sich in der Heilwirkung der Pflanze wider.

Der Weißdorn hat in körperlicher und emotionaler Hinsicht heilenden Einfluss auf das Herz. Als Marspflanze wirkt er anregend und stärkend bei Herzschwäche, Erschöpfung und Müdigkeit. Er bringt uns bei, Grenzen zu ziehen, wenn der Druck von außen zu groß ist oder wenn wir uns selbst ständig überfordern. Der venusische Einfluss besänftigt und stärkt, wenn uns etwas „auf dem Herzen liegt" oder etwas „am Herzen nagt".

Unsere Vorfahren krochen durch die biegsamen Zweige des Strauches, damit die Krankheiten, die sie plagten, an den Dornen hängen blieben und die Krankheitsdämonen, die auf der feinstofflichen Ebene ihr Unwesen trieben, ebenfalls abgestreift wurden. Die Bedeutung des Weißdorns als Kultbaum unserer Vorfahren reicht weit durch die Jahrtausende zurück. Als Bestandteil des Hags, der Hecke, die den Siedlungen Schutz vor der angrenzenden Wildnis bot, war der Weißdorn Garant für Sicherheit und einen ruhigen Schlaf.

Die Fee Viviane versetzte den Druiden Merlin mit ihren magischen Kräften in einen tiefen Schlummer, nachdem er ihr die Geheimnisse seiner Zauberkunst preisgegeben hatte. Unter den schützenden Zweigen des Weißdorns träumt er dem Ende der Zeiten entgegen. Im blühenden Strauch sahen die Kelten die junge Vegetationsgöttin, die ihr Brautkleid übergeworfen hatte, um mit dem Lichtgott Hochzeit zu feiern. Die Maikönigin wurde als Vertreterin der Göttin mit den blühenden Zweigen geschmückt. Die dornigen Zweige wurden an die Stalltür genagelt, um mit den schutzmagischen Kräften des Strauches Unholde alle Art fernzuhalten.

Räucherung:

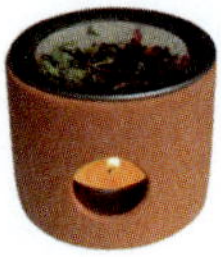

Eine Räucherung mit den Blüten verbindet uns mit der Weisheit des Herzens, mit unserer inneren Stimme. Wenn Stress, Überforderung, Rastlosigkeit oder seelischer Schmerz erdrückend sind, aktivieren diese Duftimpulse die Fähigkeit, Grenzen zu ziehen und Gefühle fließen zu lassen, damit Heilung einsetzen kann. Dann ist es wieder möglich, dem Ruf des Herzens zu folgen und die Dinge von einer höheren Ebene aus neutral zu betrachten.

Sammeltipps:

Die Blüten kann man von April bis Mai sammeln, die roten Beeren im Herbst. Seien Sie bitte achtsam, wenn Sie die Blüten pflücken. Der Weißdorn ist ein Schutzgehölz für Vögel und Kleintiere und ein wichtiger Nektarspender für die Bienen.

Wermut

Artemisia absinthium

Synonyme:
Absinth, Bitteres Weihekraut, Gott vergesse, Hilligbitter, Magenkraut, Mottenstock, Wiegenkraut, Würmlekraut

Den Energiefluss anregen

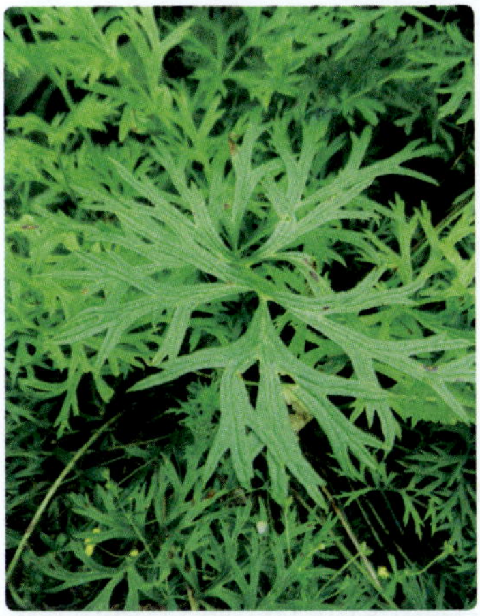

Wermut ist ein Artemisiagewächs aus der Familie der Korbblütler und wie sein Bruder, der Beifuß, der griechischen Göttin Artemisia zugeordnet. Als Pflanze der Frauenheilkunde wirkt Wermut menstruationsfördernd und war lange Zeit in der Volksheilkunde als Abtreibungsmittel bekannt. Seine reichhaltigen Bitterstoffe fördern die Verdauung und regen den Appetit an. Hildegard von Bingen und der Kräuterpfarrer Kneipp schätzten den Wermut als überaus wirksame Heilpflanze. In Verruf geriet das bittere Kraut als Bestandteil von Absinth. Zu freizügig genossen führte dieses alkoholische Getränk zu Wahnvorstellungen und wurde deshalb in der ursprünglichen Zusammensetzung verboten. Wermut liebt einen trockenen, kargen Standort und verträgt sich ungern mit Nachbarpflanzen. Die silbrige Behaarung der weichen, hellen, graugrünen Blätter weist auf das archetypische Wirken des Mondes hin, über dessen Einfluss Hellsichtigkeit und Visionen gefördert werden. Seine starke Einwirkung auf den Stoffwechsel des Körpers zeigt Wermut auf der feinstofflichen Ebene als Transformationskraut. Er fördert den Abbau alter und überholter geistiger Strukturen, um Platz für Neues zu schaffen. Der intensive Duft des Wermuts galt jahrhundertelang als wirksames Mittel gegen Hexen und Dämonen. Auch Motten kann man damit gut aus den Kleiderschränken fernhalten. Das „Wiegenkraut“ wurde den Kindern in die Wiege gelegt, um sie vor Zauberei zu schützen. Im Liebeszauber war das duftende Kraut ein Mittel gegen angezauberte Impotenz.

Räucherung:

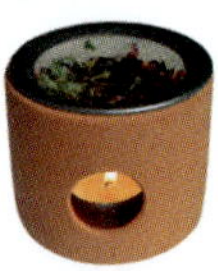

Der warme, aromatische Räucherduft regt den Energiefluss an und wirkt Erschöpfungszuständen entgegen. Er hilft, aus Kummer und Depressionen zurück zur Lebensfreude zu finden. Die mondhafte Seite des Wermuts verbindet intensiv mit unserer Gefühlswelt und fördert Hellsichtigkeit wie auch Visionen. In den Rauhnächten öffnet eine Wermuträucherung für den Kontakt mit dem „Höheren Selbst“, damit die richtigen Schritte in die nächste Etappe gesetzt werden können.
Schwangere dürfen Wermut nicht räuchern.

Sammeltipps:
Im Garten gezogen verlangt Wermut nach genügend Platz für sich allein. Die oberen Triebspitzen werden zur Blütezeit von Juni bis September geerntet und in Bündeln kopfüber zum Trocknen aufgehängt.

Ysop

Hyssopus officinalis

Synonyme:
Bienenkraut, Essigkraut, Ipsenkraut, Josefskraut

Ausdauer und Willensstärke

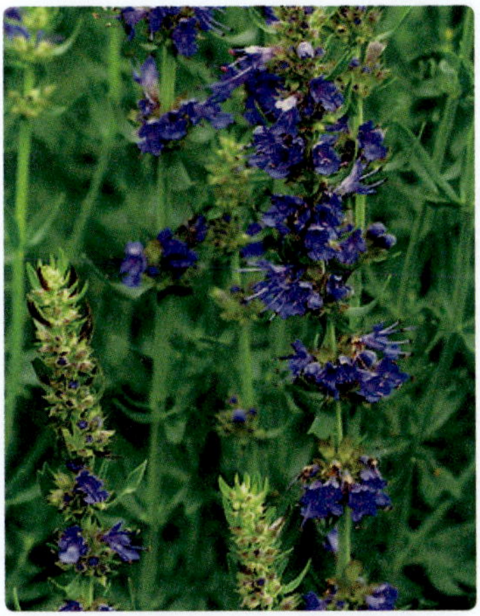

Der Name Ysop leitet sich von hebräisch *ezob* ab. Unter dieser Bezeichnung wurde bereits in der Bibel eine verwandte Art des heimischen Hyssopus officinalis zur Reinigung von Häusern, Tempeln und im übertragenen Sinn von Sünde und Schuld erwähnt. Gegen die Geißel der Lepra setzte man Bäder mit Ysop ein. Die Heilwirkung erklären moderne medizinische Forschungen mit dem Schimmel auf den Ysopblättern, aus dem Penicillin hergestellt wird. Mönche brachten das beliebte Gewürzkraut im 16. Jahrhundert aus dem Mittelmeerraum in heimische Klostergärten. Die tiefblauen, rosa und weißen Blüten der umschwärmten Bienenpflanze sorgen im Kräuterbeet für eine hübsche Abwechslung. Die Planeten Jupiter und Merkur drücken ihre archetypischen Planetenkräfte im Ysop aus. Er gehört zu jenen Kräutern, die uns Lebenskraft, Mut und Willensstärke verleihen. Der Duft stärkt die geistigen Kräfte, steigert die Konzentration und das Durchhaltevermögen.

Räucherung:

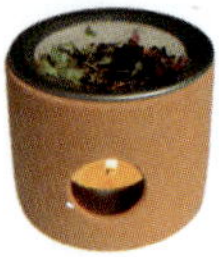

Der warme, krautige Duft hilft dabei, zu fokussieren und die Energie der Gedankenkraft klar und zielgerichtet einzusetzen. Mit Ysop vermag man in schwierigen Zeiten durchzuhalten und auf ein Ziel hinzuarbeiten, ohne sich zu verzetteln. Er verleiht den sprichwörtlichen „langen Atem", der notwendig ist, wenn man etwas erreichen will. Die Gedanken und Emotionen werden gereinigt, sodass eine klare Sichtweise möglich wird, damit man die Verantwortung für sein Leben und die Konsequenzen seiner Handlungen annehmen kann. Der Räucherduft dieser starken Reinigungs- und Schutzpflanze wird sowohl zur Klärung der Aura als auch von Orten eingesetzt. Den Räucherduft des Ysops kann man auch für Segensrituale verwenden, gleichgültig, ob nun Orte oder Menschen gesegnet oder Ritualgegenstände mit dieser Kraft aufgeladen werden sollen.

Sammeltipps:
Ysop zieht man im Kräuterbeet oder in einem Topf. Im August wird die ganze Pflanze geerntet und an einem luftigen, schattigen Platz getrocknet.

V

Praktische Arbeit mit Räucherpflanzen

Sammeln und Trocknen

Für das Sammeln von Kräutern, Harzen, Wurzeln, Rinden und Holz gibt es ein paar einfache Richtlinien, die Sie beachten sollten. Abgesehen von den Frühlingskräutern gibt es im Jahresablauf zwei Zeitspannen zum Sammeln von Kräutern und Harzen. Zum einen sind das die Tage um die Sommersonnenwende und zum anderen die Zeit zwischen dem 15. August und dem 8. September, die sogenannten „Frauendreißiger“. Wurzeln werden spät im Herbst geerntet, wenn sich die Vitalkräfte der Pflanze bereits in den Wurzelstock zurückgezogen haben. Sie finden bei jedem Pflanzenporträt individuelle Sammeltipps.

Grundsätzlich sollten Sie das Pflanzenmaterial an einem sonnigen Tag ernten und darauf achten, dass der Tau bereits abgetrocknet ist. Nachdem die Kräuter zum Räuchern verwendet werden, ist es nicht notwendig, sie nach dem Sammeln zu waschen. Seien Sie sicher, dass Sie die Pflanzen, die Sie sammeln, auch wirklich kennen, und beachten Sie den Naturschutz.

Ich möchte Ihnen ans Herz legen, immer nur so viel von den Pflanzen zu nehmen, dass der Bestand gesund zurückbleibt. Wenn Sie die Möglichkeit haben, den Mondkalender in Ihr Sammelritual miteinzubeziehen, verleiht das den Kräutern eine zusätzliche energetische Komponente. Am wichtigsten sind jedoch Ihre innere Haltung beim Sammeln und der kommunikative Austausch mit dem jeweiligen Pflanzenwesen.

Gehen Sie mit Ruhe ans Werk und bitten Sie das Pflanzenwesen um seine Unterstützung. Der kontemplative, achtsame Umgang mit dem feinstofflichen Wesen der Pflanze ist die Grundlage der Beziehung zwischen Ihnen und der „grünen Welt". Daraus resultieren eine erhöhte Wahrnehmungsfähigkeit und ein Energieaustausch zwischen Ihnen und dem Pflanzenspirit, den Sie beim Räuchern spüren werden.

Wenn Sie Harz sammeln, lösen Sie es vorsichtig vom Baum ab. Mit dem Harzfluss hat der Baum eine Wunde versiegelt, die Sie durch unachtsames Vorgehen erneut öffnen. Daher vermeiden Sie es bitte, ganz weiches Harz zu ernten, mit dem der Baum eine frische Wunde geschlossen hat.

Die gesammelten Schätze werden an einem luftigen, schattigen Ort zügig getrocknet. Viele Kräuter lassen sich im Büschel gebunden und kopfüber an eine Schnur gehängt gut trocknen und sind dabei auch ein dekorativer Anblick. Blüten legen Sie zum

Trocknen nebeneinander auf einem sauberen Stoff auf, damit es nicht zu Schimmelbildung kommt. Wurzeln werden in Scheiben geschnitten auf einer Schnur aufgefädelt getrocknet.

Getrocknetes Pflanzenmaterial kann in Schraubgläsern sowie in Leinen- oder Baumwollbeuteln aufbewahrt werden.

Aufbereitung der Räucherpflanzen

Die Aufbereitung der gesammelten Kräuterschätze für das Verräuchern verbindet Sie noch einmal ganz intensiv mit dem Pflanzenwesen. Ihre Freude über die Schönheit der Pflanze, Ihre Dankbarkeit für die üppige Ernte, Ihre Bewunderung für die bezaubernden Blüten – all das fließt in den Verarbeitungsprozess mit ein und bereichert das energetische Potenzial Ihrer Räucherpflanzen. Wenn Sie die getrockneten Stängel und Blätter zerkleinern, werden Sie über den Duft, der Sie dabei einhüllt, unmittelbar mit dem Pflanzenwesen verbunden. All Ihr „Kopfwissen" über diese Pflanze wird in diesem Moment um die Dimension der Herzenserfahrung erweitert. Auf diese Art vollziehen Sie den Schritt vom „Kräuterwissenden" zum „Kräuterkundigen".

Wenn Sie das Material anschließend in Schraubgläsern aufbewahren, sollten Sie diese an einen dunklen Platz stellen, damit die Kräuter nicht ausbleichen.

Räuchermischungen herstellen

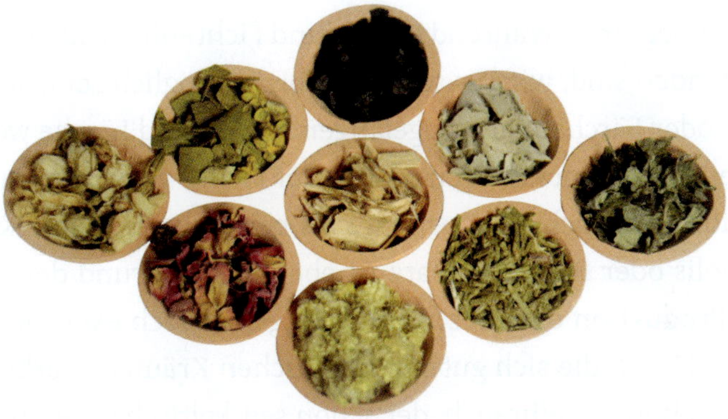

Die Herstellung einer Räuchermischung ist ein kontemplatives, faszinierendes Ritual, das bereits auf die Freude der Verräucherung einstimmt und die Verbindung zur Pflanzensphäre intensiviert.

Um eine Mischung herzustellen, ist es notwendig, das Pflanzenmaterial zu zerkleinern und zu mörsern. Zunächst einmal sollten Sie sich darüber im Klaren sein, zu welchem Zweck Sie die Mischung herstellen möchten. Soll die Wirkung entspannend sein, Energie aufbauen oder möchten Sie damit eine atmosphärische Reinigung durchführen? In den Kapiteln zu den verschiedenen Einsatzmöglichkeiten finden Sie Vorschläge zu den Räucherpflanzen, die die unterschiedlichen Themen unterstützen. Nachdem Sie Ihre Wahl an Kräutern getroffen haben, braucht Ihre Mischung als Verbindung und Duftverstärkung noch Harze.

Als Faustregel für eine Mischung gilt folgendes Verhältnis: Etwa 3/4 Kräuter und 1/4 Harze. Die Auswahl an heimischen Harzen ist begrenzt. Während Kiefer- und Fichtenharz ausreichend vorhanden sind, wird es schwierig bis unmöglich sein, an Tannen- oder Lärchenharz zu gelangen. Tanne und Lärche werden in den Forstmonokulturen oft von der Fichte verdrängt, und sie produzieren auch weniger Harz als beispielsweise eine Kiefer. Propolis oder Bienenkittharz ist ebenfalls aufgrund der geringen Produktion eine Kostbarkeit. Es gibt jedoch exquisite exotische Harze, die sich gut mit heimischen Kräutern verbinden. Dazu gehören Weihrauch, der schon seit keltischer Zeit bei uns bekannt ist, sowie Myrrhe, Copal, Guggul und Sandarak. Lassen Sie sich bei der Menge der Kräuter von Ihrer Nase und Ihrem Herzen leiten. Ihrer Experimentierfreudigkeit sind keine Grenzen gesetzt.

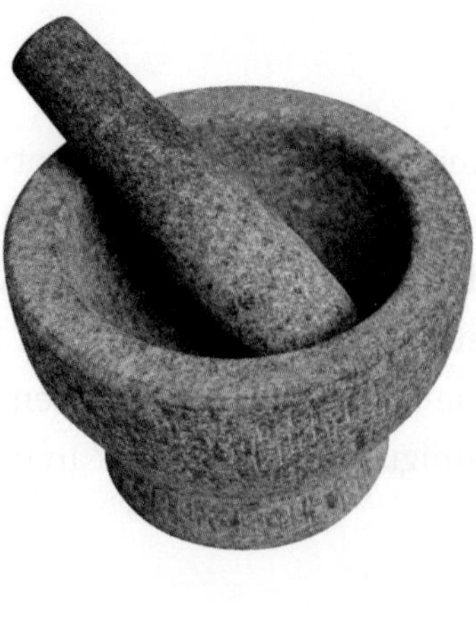

Um alle Pflanzenteile optimal miteinander zu verbinden, wird das getrocknete und kleingeschnittene Material im Mörser weiterbehandelt. Mörsern ist ein Prozess, bei dem das Räuchermaterial noch einmal energetisch aufgeladen wird. Zudem werden Kräuter und Harze auf diese Weise miteinander verbunden und ihre ätherischen Öle so verteilt, dass die Verglimmung bestmöglich gewährleistet ist. Der Duft, der beim Zermahlen aus dem Mörser in Ihre Nase steigt, ist schon ein Genuss, bevor Sie zu räuchern beginnen. Die einzelnen Pflanzenwesenheiten machen sich dabei ganz unterschiedlich bemerkbar.

Die anschließende Verräucherung der Mischung entführt Sie in eine Welt abseits des Alltags und hüllt Sie in eine ganz besondere, weihevolle, zauberhafte Stimmung.

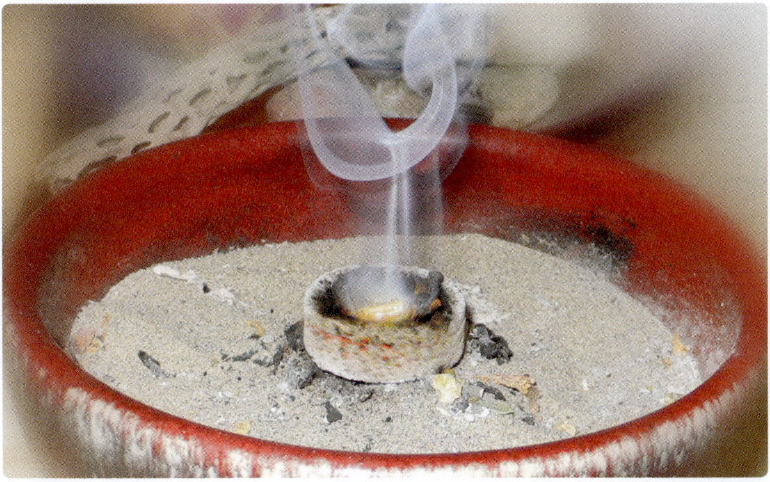

Quellenverzeichnis

Botheroyd S. u. P.F.:	Lexikon der keltischen Mythologie, Diederichs, München, 3. Aufl. 1995
Brauner, Franz A.:	Steirisches Brauchtum im Jahrlauf, Leykam, Graz, 1996
De las Heras, Brigitta:	Die Reise durch den Jahreskreis, Schirner, Darmstadt, 2011
Fischer-Rizzi, Susanne:	Himmlische Düfte, AT, Aarau Schweiz, 2002
Fischer-Rizzi, Susanne:	Medizin der Erde, AT, Baden und München, 4. Aufl. 2010
Gifford, Jane:	Die Magie der Bäume, Franckh-Kosmos Verlags-GmbH & Co KG, Stuttgart, 2007
Golther, Wolfgang:	Germanische Mythologie, matrixverlag GmbH, Wiesbaden, 4. Aufl. 2011
Grau / Jung / Münker:	Beeren, Wildgemüse, Heilkräuter, Mosaik GmbH München, 1983
Hageneder, Fred:	Die Weisheit der Bäume, Franckh-Kosmos Verlags-GmbH & Co KG, Stuttgart, 2006
Hatt, H.; Dee R.:	Das Maiglöckchen-Phänomen, Piper GmbH, München, 6. Aufl. 2011
Henglein, Martin:	Die heilende Kraft der Wohlgerüche und Essenzen, Orbis, Zürich, 1994
Hirsch, S.; Grünberger, F.:	Die Kräuter in meinem Garten, Freya, Linz, 2011
Kalbermatten, Roger:	Wesen und Signatur der Heilpflanzen, AT, Aarau Schweiz, 6. Aufl. 2010
Kalweit, Holger:	Urheiler, Medizinleute und Schamanen, Heyne, München, 1987

Kauderer, Renate:	Begegnung mit Pflanzenspirits, akademie bios Verlag, Graz, 2012
Kerner D.; Kerner I.:	Der Ruf der Rose, Kiepenheuer & Witsch, Köln, 4. Aufl. 1997
Kinkele, Thomas:	Heimische Räucherpflanzen, Windpferd, Oberstdorf, 1. Aufl. 2010
Kremer, Bruno P.:	Bäume, Mosaik GmbH München, 1984
Krumm-Heller, A.:	Magie der Duftstoffe, Richard Schikowski, Berlin, 1955
Künzle, Johann:	Das große Kräuter Heilbuch, Patos GmbH & Co KG, Düsseldorf, 2006
Madejsky, Margret:	Lexikon der Frauenkräuter, AT, Baden und München, 2. Aufl. 2009
Markale, Jean:	Die Druiden, Schirner, Darmstadt, 2005
Münker, Bertram:	Wildblumen, Mosaik GmbH, München, 1982
Pelikan, Willhelm:	Heilpflanzenkunde Bd. 1, Philosoph.-Anthroposoph. Verlag am Goetheanum/Dornach, 2. Aufl. 1963
Pelt, Jean-Marie:	Pflanzenmedizin, Knaur, München, 1983
Rätsch, Christian:	Enzyklopädie der psychoaktiven Pflanzen, AT, Aarau Schweiz, 1998
Rätsch, Christian:	Enzyklopädie der psychoaktiven Pflanzen, AT, Aarau Schweiz, 9. Auflage 2009
Rohrecker, Georg:	Druiden Wilde Frauen Andersweltfürsten, Pichler GmbH & Co KG, Wien, 2002

Scheffer, M.; Storl W-D: Die Seelenpflanzen des Edward Bach, Hugendubel, München, 2007

Scherf, Gertrud: Die geheimnisvolle Welt der Zauberpflanzen und Hexenkräuter, BLV Buchverlag GmbH & Co KG, München, 2007

Schönfelder I. u. P.: Der Kosmos Heilpflanzenführer, Franckh-Kosmos Verlags-GmbH & Co KG, Stuttgart, 2010

Spohn, M.; Aichele D.: Was blüht denn da, Franckh-Kosmos Verlags-GmbH & Co KG, Stuttgart, 2010

Storl, Wolf-Dieter: Mit Pflanzen verbunden, Franckh-Kosmos Verlags-GmbH & Co KG, Stuttgart, 2. Aufl. 2009

Storl, Wolf-Dieter: Von Heilkräutern und Pflanzengottheiten, Aurum in J. Kamphausen, Bielefeld, 2009

Strassmann, Renato: Baumheilkunde, Knaur, München, 2008

Urbanovsky, Claudia: Der Garten der Druiden, Ullstein, Berlin, 1. Aufl. 2010

Watson, Lyall: Der Duft der Verführung, Fischer, Frankfurt a. Main, 2003

Wolf, Helga M.: Österreichische Feste & Bräuche im Jahreskreis, Druck- u. Verlags GesmbH NP Buchverlag, St. Pölten-Wien-Linz, 2003

Worwood, Valerie A.: Liebesdüfte, Goldmann, München, 2. Aufl. 1993

York, Ute: Mondmagie und Liebeszauber, Knaur, München, 1998

Die Autorin

Mag. phil. Renate Kauderer studierte Germanistik und Anglistik in Graz, wo sie heute auch lebt und als Autorin tätig ist. Vor über 30 Jahren kam sie über ein Projekt der Sprachforschung in der Steiermark mit der Kräutertradition und dem Heilkräuterwissen unserer Ahnen in Berührung. Weitere Nachforschungen über die „magischen Zauberpflanzen" führten zu Ausbildungen über Aromatologie und Osmologie mit besonderem Fokus auf die prozessorientierte Duftarbeit. Aus der Freude an der Arbeit mit den Pflanzenwesen und aufgrund der Resonanz, die das Unbewusste auf die Duftbotschaften zeigt, haben sich Seminare für interessierte Menschen entwickelt. Der Brückenschlag zum Wesenhaften der Pflanzensphäre hat sich als inspirierende Erfahrung für viele Menschen erwiesen. Vor 20 Jahren haben Renate Kauderer und ihr Mann ein Haus in den Weinbergen des südlichen Burgenlands entdeckt. Es war Liebe auf den ersten Blick. In einem jahrelangen Prozess wurde ein Teil des Areals in einen Wohlfühlgarten gewandelt, in dem bereits vorhandene alte Bäume liebevoll integriert wurden. Die sanfte, heilende Energie dieses Platzes als Brücke zum Naturbewusstsein bildet den Rahmen für Seminare und Workshops.

Informationen zu Büchern, Ausbildungslehrgängen, Seminaren und Workshops sind auf www.rauch-zeichen.at angeführt. Individuelle Beratungstermine erhalten Sie nach Vereinbarung.

Alle Produkte, die in diesem Buch angeführt sind, sowie eine Auswahl an sorgfältig und fachkundig erstellten Räuchermischungen zu verschiedenen Themenbereichen sind unter www.rauch-zeichen.at erhältlich.

Mag. Renate Kauderer
Hugo-Wolf-Gasse 10
8010 Graz
Tel.: +43 664 5249700
E-Mail: info(at)rauch-zeichen.at